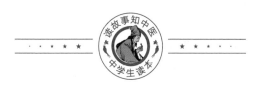

中医经典古文选读

U0335222

主　编　张　明　张立祥

编　委　（以姓氏笔画为序）

王国玮　江顺奎　江国荣　李劲松　吴天敏

沈红权　陈　洪　林嬿钊　姜丽娟　高昌杰

龚少愚　董健强　霍莉莉

中国中医药出版社

·北　京·

图书在版编目（CIP）数据

中医经典古文选读 / 张明，张立祥主编 . —北京：
中国中医药出版社，2018.1
（读故事知中医·中学生读本）
ISBN 978 – 7 – 5132 – 4543 – 2

Ⅰ . ①中… Ⅱ . ①张…②张… Ⅲ . ①中医学 – 青少
年读物 Ⅳ . ① R2–49

中国版本图书馆 CIP 数据核字（2017）第 250926 号

中国中医药出版社出版

北京市朝阳区北三环东路 28 号易亨大厦 16 层
邮政编码　100013
传真　010-64405750
河北仁润印刷有限公司印刷
各地新华书店经销

开本　880×1230　1/32　印张 6　字数 87 千字
2018 年 1 月第 1 版　2018 年 1 月第 1 次印刷
书号　ISBN 978 – 7 – 5132 – 4543 – 2

定价 26.00 元
网址　www.cptcm.com

社 长 热 线　010–64405720
购 书 热 线　010–89535836
维 权 打 假　010–64405753

微信服务号　zgzyycbs
微商城网址　https://kdt.im/LIdUGr
官 方 微 博　http://e.weibo.com/cptcm
天猫旗舰店网址　https://zgzyycbs.tmall.com

如有印装质量问题请与本社出版部联系（010-64405510）
版权专有　侵权必究

《读故事知中医·中学生读本》
丛书编委会

吴天敏	吴若飞	吴素玲	邱建文	何光宏
何渝煦	余茜	余尚贞	谷井文	汪栋材
沈红权	迟莉丽	张红	张明	张晋
张文安	张立祥	张若平	张松兴	张树峰
张晓天	张晓阳	张冀东	陆敏	陈洪
陈燕	陈运中	陈其华	陈实成	陈筱云
武忠	范恒	范慧敏	林晓洁	林嬿钊
欧江琴	周大勇	郑心	练建红	项凤梅
赵红	赵红兵	胡真	柳静	闻新丽
姜丽娟	姜劲挺	袁斌	贾杨	贾军峰
贾跃进	顾军花	倪京丽	徐红	凌江红
高昌杰	郭红	郭健	郭文海	郭艳幸
郭海英	郭蓉娟	黄谷	黄彬	黄飞华
黄金元	曹森	龚少愚	崔瑛	麻春杰
商洪涛	梁永林	梁兴伦	彭进	彭锐
彭玉清	董波	董健强	蒋茂剑	韩平
韩春勇	韩冠先	谢胜	谢沛霖	熊振芳
樊东升	德格吉日呼	潘跃红	霍莉莉	
戴淑青	魏一苇	魏孟玲	魏联杰	

前　言

　　中医药是我国宝贵的文化遗产，是打开中华文明宝库的金钥匙。它既是致力于防病治病的医学科学，又是充分体现中国传统人文哲学思想的文化瑰宝。中医药的两大特色是整体观念和辨证论治，强调天人合一，形神合一，藏象合一，其所提出的"治未病"等防病治病的理念更是越来越受到国内外的重视。进一步传承、保护、弘扬和发展中医药，使更多当代学生了解、认可和传播中医药，使中医药随着时代发展永葆生机。这不仅对于中华文化的传承、繁荣以及中华民族的伟大复兴具有极为重要的意义，更是我们每一位中医人的责任。

　　身心健康和体魄强健是青少年成长学习，实现梦想，以及为祖国和人民服务的基本前提。青少年拥有健康的体魄，民族就有兴旺的源泉，国家发展就有强盛的根基。但是，目前学校、社会对于学生的健康教育和思想教育的重视程度还有待进一步提高。中医药作为中国传统文化的重要载体，对于传授医药健康知识、提升青少年传统文化素养等具有重要的意义。然而，值得指出的是，由于社会环境观念的转变，当代青少年接触中国传统医药学较少，对中医药文化知识缺乏了解，甚至由于目前市场上出现的一些良莠不齐的中医药宣传读物而导致他们对中国传统医学产生误解。正是在这样的背景下，我们编纂《读故事知中医·中学生读本》系列丛书，希望能使更多的青少年了解中医药，喜爱中医药，传承中医药，传播中医药，同时通过学习这些中医药小知识提高自己对于健康和疾病的认识，进一步强壮青少年一代的身体素质。

本系列丛书立足于向青少年传播中医药知识和文化，通过生动讲述一篇篇精挑细选的中医古文经典，追随古代医家的行医历程，能够让青少年感受华佗、张仲景等名家大医救死扶伤、拯济天下苍生的医德精神；通过细致讲述一则则关于中草药的美丽传说，介绍各地盛产的道地中药，能够让青少年领略祖国山河的富饶辽阔和中药的多姿多彩；通过深入浅出地介绍一个个常见疾病，分析如何运用中医药治疗感冒、发烧、青春痘、肥胖症等，能够让青少年对中医有系统的了解，掌握一些防治疾病的中医药基础知识。

愿本丛书能帮助诸位同学丰富阅历，开阔眼界，健康身心，茁壮成长！能帮助中医学走进校园，走近青少年，走入千家万户！

何清湖

2017 年 9 月 1 日

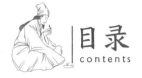

目录
contents

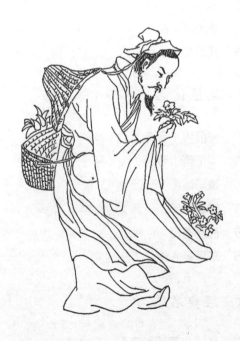

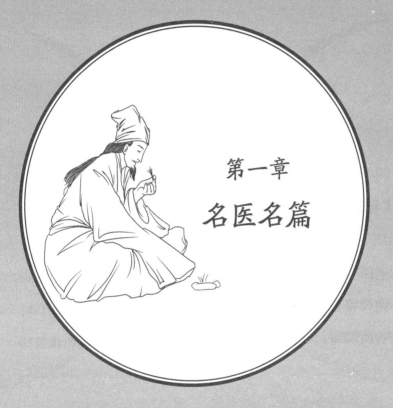

第一章

名医名篇

　　任何一个行业，都有自己的"德"，教师有师德，为官有官德，行医有医德。德是一种自觉性，没有监督没有约束，全凭本心。这种"德"不像法律那样具有强制性，也没有国家专门机关保证其实施，而是靠社会舆论、习惯传统、各种教育，特别是人们的内心信念来起作用的。本篇中，我们从孙思邈的《备急千金要方》等著作中，摘选了部分脍炙人口的古文。让我们一起来感受古代医家精诚行医的大家风范！

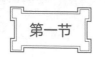

大医精诚

【导读】

　　本文选自《备急千金要方》。作者孙思邈，为唐代著名医家，博览群书，精通诸子百家，一生著作颇丰。隋唐两代皇帝曾征召授官，孙思邈皆推辞不受，而隐居山林，行医民间，世称真人、药王。本文是一篇论述医德规范的

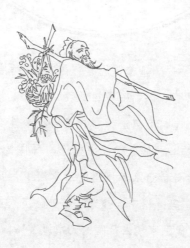

文章，指出作为一个医生应当做到"精""诚"二字，为习医者所必读，至今仍有重要的教育意义。

【原文】

张湛曰：夫经方之难精，由来尚矣。今病有内同而外异，亦有内异而外同，故五脏六腑之盈虚，血脉荣卫之通塞，固非耳目之所察，必先诊候以审之。而寸口关尺有浮沉弦紧之乱，腧穴流注有高下浅深之差，肌肤筋骨有厚薄刚柔之异，唯用心精微者，始可与言于兹矣。今以至精至微之事，求之于至粗至浅之思，其不殆哉！若盈而益之，虚而损之，通而彻之，塞而壅之，寒而冷之，热而温之，是重加其疾而望其生，吾见其死矣。故医方卜筮，艺能之难精者也。既非神授，何以得其幽微？世有愚者，读方三年，便谓天下无病可治；及治病三年，乃知天下无方可用。故学者必须博极医源，精勤不倦，不得道听途说，而言医道已了，深自误哉。

【译文】

晋代学者张湛说："经典的医方难以精通，由来已经很久了。"这是因为疾病有内在的病因相同而外在症状不同，和内在的病因不同而外在症状相同的缘故。因此，五脏六腑是充盈还是虚损，血脉营卫之气畅通还是阻塞，本来就不是单凭人的耳朵眼睛所能了解得到的，一定先要诊脉来了解它。但寸关尺三部脉象有浮、沉、弦、紧的不同，腧穴气血的流通输注有高、低、浅、深的差别，肌肤有厚薄、筋骨有强壮柔弱的区分，只有用心精细的人，才可以同他谈论这些道理。

如果把极精细、极微妙的医学道理，用最粗略、最浮浅的思想去探求它，那么不是很危险？如果实证却用补法治它，虚证却用泻法治它；气血通利的却还要去疏通它，明明不顺畅却还要去阻塞它；寒证却给他用寒凉药，热证却给他用温热药。这些治疗方法是在加重病人的病情，你还希望他能痊愈，我却看到他更加危重了。所以医方、占卜，是难以精通的技艺。既然不是神仙传授，凭什么能懂得那深奥微妙的道理呢？世上有些愚蠢的人，读了三年医方书，就夸口说天下没有什么病值得治疗。等到治了三年病，才知道天下没有现成的方子可以用。所以学医的人一定要广泛深入地探究医学原理，专心勤奋不懈怠，不能道听途说、一知半解，就说已经明白了医学原理。如果那样，就大大地害了自己呀！

【原文】

凡大医治病，必当安神定志，无欲无求，先发大慈恻隐之心，誓愿普救含灵之苦。若有疾厄来求救者，不得问其贵贱贫富，长幼妍媸，怨亲善友，华夷愚智，普同一等，皆如至亲之想。亦不得瞻前顾后，自虑吉凶，护惜身命。见彼苦恼，若己有之，深心凄怆。勿避险巇、昼夜寒暑、饥渴疲劳，一心赴救，无作功夫形迹之心。如此可为苍生大医，反此则是含灵巨贼。

自古名贤治病，多用生命以济危急，虽曰贱畜贵人，至于爱命，人畜一也，损彼益己，物情同患，况于人乎。夫杀生求生，去生更远。吾今此方，所以不用生命为药者，良由此也。其虻虫、水蛭之属，市有先死者，则市而用之，不在此例。只如鸡卵一物，以其混沌未分，必有大段要急之处，不得已隐忍而用之。能不用者，斯为大哲亦所不及也。

其有患疮痍下痢，臭秽不可瞻视，人所恶见者，但发惭愧、凄怜、忧恤之意，不得起一念蒂芥之心，是吾之志也。

【译文】

　　凡是大医看病，一定要安定神志，无欲念，无希求，首先升起慈悲同情之心，决心拯救百姓的痛苦。如果病患来求救治，不论贵贱贫富，老幼美丑，是仇人还是亲近的人，是交往密切的还是一般的朋友，是汉人还是异邦，是愚笨还是聪明，都应一视同仁，像对待亲近的人一样。也不能瞻前顾后，考虑自身的利弊得失，爱惜自己的身家性命。看到病人的烦恼，就像自己的烦恼一样，内心悲痛。不避忌艰险、昼夜、寒暑、饥渴、疲劳，全心全意地去救护病人，不能产生推托和摆架子的想法。只有这样才能成为苍生大医。与此相反的话，就是人民的大害。

　　自古以来，有名的医生治病，多数都用活物来救治危急的病人，虽然说人们认为畜生是低贱的，而认为人是高贵的，但说到爱惜生命，人和畜生都是一样的。损害别个有利自己，是生物之情共同憎恶的，更别说是人呢！杀害畜生的生命来求得保全人的生命，那么，距离"生"的道义就更远了。如今我的这些方子，不用活物做药的原因确实就在这里！其中虻虫、水蛭这一类药，市上有已经死了的，就买来用它，不在此例。只是像鸡蛋这样的东西，因为它还处在成形前的状态，一定是遇到紧急情况，不得已而忍痛用它。能不用活物的医者，是能识见超越寻常的人，也是我比不上的。如果有病人患疮疡、泻痢，污臭不堪入目，别人都不愿看的，医生只能表现出从内心感到难过的同情、怜悯、关心的心情，不能产生一点不快的念头，这就是我的志向。

【原文】

夫大医之体，欲得澄神内视，望之俨然，宽裕汪汪，不皎不昧。省病诊疾，至意深心；详察形候，纤毫勿失；处判针药，无得参差。虽曰病宜速救，要须临事不惑。唯当审谛覃思，不得于性命之上，率尔自逞俊快，邀射名誉，甚不仁矣。

又到病家，纵绮罗满目，勿左右顾眄；丝竹凑耳，无得似有所娱；珍馐迭荐，食如无味；醽醁兼陈，看有若无。所以尔者，夫一人向隅，满堂不乐，而况病人苦楚，不离斯须，而医者安然欢娱，傲然自得，兹乃人神之所共耻，至人之所不为。斯盖医之本意也。

【译文】

　　一个德艺兼优的医生的风度，应能使思想纯净，知我内省，目不旁视，看上去很庄重的样子，气度宽宏，堂堂正正，不卑不亢。诊察疾病，专心致志；详细了解病状脉候，一丝一毫不得有误；处方用针，不能有差错。虽然说对疾病应当迅速救治，但更为重要的是临证不惑乱，并应当周详仔细，深入思考，不能在人命关天的大事上，轻率地炫耀自己才能出众，动作快捷，猎取名誉，这样做就太不仁德了。

　　还有到了病人家里，纵使满目都是华丽的铺设，也不要左顾右盼，东张西望；琴瑟箫管之声充斥耳边，也不能为之分心而有所喜乐；美味佳肴，轮流进献，吃起来也像没有味道一样；各种美酒一并陈设出来，看了就像没看见一样。之所以这样，是因为只要有一个人悲痛，满屋子的人都会不快乐，更何况病人的痛苦，一刻也没有离身。如果医生安心无虑地高兴娱乐，傲慢地洋洋自得，这是人神都以为可耻的行为，是道德高尚的人所不做的事。这些大概就是医生的基本品德吧。

【原文】

夫为医之法，不得多语调笑，谈谑喧哗，道说是非，议论人物，炫耀声名，訾毁诸医。自矜己德。偶然治瘥一病，则昂头戴面，而有自许之貌，谓天下无双，此医人之膏肓也。

老君曰："人行阳德，人自报之；人行阴德，鬼神报之。人行阳恶，人自报之；人行阴恶，鬼神害之。"寻此二途，阴阳报施，岂诬也哉？所以医人不得恃己所长，专心经略财物，但作救苦之心，于冥运道中，自感多福者耳。又不得以彼富贵，处以珍贵之药，令彼难求，自炫功能，谅非忠恕之道。志存救济，故亦曲碎论之，学者不可耻言之鄙俚也。

【译文】

做医生的准则，应该是慎于言辞，不能随意跟别人开玩笑，不大声喧哗，谈说别人的短处，炫耀自己的名声，诽谤攻击其他医生，借以夸耀自己的功德。偶然治好了一个病人，就昂头仰面，而有自我赞许的样子，认为自己天下无双，这些都是医生的不可救药的坏毛病。

老子说："一个人公开地有德于人，人们自然地会报答他；一个人暗中有德于人，鬼神会报答他。一个人公开地作恶于人，人们自然会报复他；一个人暗中作恶于人，鬼神会来害他。"探求这两个方面的行为，阳施有阳报，阴施有阴报，难道是骗人的吗？所以医生不能依仗自己的专长一心谋取财物，只要存有救济别人痛苦的想法，这样到阴曹地府之中，自会感到是多福的人了。还有，不能因为别人有钱有地位，就任意给他开珍贵的药物，让他难以找到，来炫耀自己的技能，这确实不符合儒家的忠恕之道。我志在救护帮助世人，所以琐碎地谈论了这些。学医的人不能因为我说得粗俗而感到耻辱。

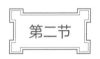

不失人情论

【导读】

　　本文作者李中梓，明末著名医家。《不失人情论》载于李中梓的《医宗必读》，强调治病不失人情。文中分析病人、旁人、医人之情，指出医疗过程中的种种人为困难，医师处于不能迁就的病情与不得不迁就的人情之间。

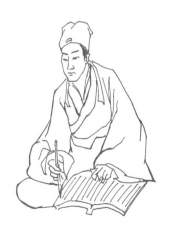

具体而言，医生应做到：一是不失病人之情，除一般诊察外，还要了解病人的性格和精神状态，以便有针对性地进行治疗。二是不失旁人之情。对病人亲戚、朋友、邻居的意见，医生和病人都要善于分析，不可轻从。三是不失医人之情。要对医界的各种不正之风注意引以为戒。

【原文】

尝读《内经》至《方盛衰论》，而殿之曰"不失人情"，未曾不瞿然起，喟然叹轩岐之入人深也！夫不失人情，医家所甚亟，然戛戛乎难之矣。大约人情之类有三：一曰病人之情，二曰旁人之情，三曰医人之情。

【译文】

每次阅读《黄帝内经·素问·方盛衰论》篇最后提到的"不失人情"时，未尝不敬佩地肃然站起，感慨地赞叹黄帝和岐伯对人心的了解深刻啊！不违背人之常情，对医生来说是很迫切的事情，然而却是很难啊。人之常情的类别大约有三：一是病人的常情，二是旁人的常情，三是医生的常情。

【原文】

　　所谓病人之情者，五藏各有所偏，七情各有所胜。阳藏者宜凉，阴藏者宜热；耐毒者缓剂无功，不耐毒者峻剂有害。此藏气之不同也。

　　动静各有欣厌，饮食各有爱憎；性好吉者危言见非，意多忧者慰安云伪；未信者忠告难行，善疑者深言则忌。此好恶之不同也。

　　富者多任性而禁戒勿遵，贵者多自尊而骄恣悖理。此交际之不同也。

　　贫者衣食不周，况乎药饵？贱者焦劳不适，怀抱可知。此调治之不同也。

　　有良言甫信，谬说更新，多歧亡羊，终成画饼。此无主之为害也。

　　有最畏出奇，惟求稳当，车薪杯水，难免败亡。此过慎之为害也。

　　有境遇不偶，营求未遂，深情牵挂，良药难医。此得失之为害也。

有性急者遭迟病，更医而致杂投；有性缓者遭急病，濡滞而成难挽。此缓急之为害也。

有参术沾唇惧补，心先痞塞；硝黄入口畏攻，神即飘扬。此成心之为害也。

有讳疾不言，有隐情难告，甚而故隐病状，试医以脉。不知自古神圣，未有舍望、闻、问，而独凭一脉者。且如气口脉盛，则知伤食，至于何日受伤，所伤何物，岂能以脉知哉？此皆病人之情，不可不察者也。

【译文】

所谓病人之情，五脏各有偏盛，七情各有偏胜。阳气偏盛的体质适宜用寒凉的方法，阴气偏盛的体质适宜用温热的方法；耐受药物毒性的病人，使用平和的药剂便没有功效；不耐受药物毒性的病人，使用峻猛的药剂则会有害。这是各人脏气的不同。

动与静各有好恶，饮食也各有好恶；性喜吉利的病人，对他们直言病情就会遭到责难；内心常怀忧虑的病人，对他们好言安慰反被说成虚伪；没有取得信任的病人，给他们的忠告难以奉行；多疑的病人，给他们深切真挚之言却会受到猜忌。这是各人个性好恶的不同。

富裕的病人大多任性，因而常常不遵守医生的告诫；地位尊贵的病人大多妄自尊大，因而常常骄横放纵违背常理。这是各人地位、处境的不同。

贫穷的病人，衣食尚且不足，更何况药物呢？低贱的病人，整天焦虑劳苦、不得安适，其心境可想而知。这是各人调养条件的不同。

有的病人刚刚相信了医生的良言，别人荒谬的说法又使他改变了主意，这就好似多歧亡羊，医生的良言终成画饼，没有实效。这是没有主见造成的危害。

有的病人最怕发生意外，只求稳当，治疗无异于杯水车薪，无济于事，难以避免失败死亡。这是过于谨慎造成的危害。

有的病人境遇不顺，谋求的事没有成功，内心牵挂，以致良药也难以医治。这是患得患失造成的危害。

有性急的病人患上慢性病，不断更换医生，导致杂乱用药；有性情迁缓的病人患上急性病，延误时机，造成难以挽救的后果。这是性情迟缓和急躁造成的危害。

有的病人惧怕温补，人参、白术一沾到嘴边，心里就先予以拒斥；有的病人惧怕攻下，芒硝、大黄一进入口中，便神魂飘荡。这是心存成见造成的危害。

有的病人忌讳疾病而不说，有的则是隐情难以启齿，甚至故意隐瞒病情，用切脉来试医。岂不知即使古代高明的医生，也没有舍弃望、闻、问三诊而单凭切脉的！比如寸口脉盛，就可以知道是伤食，至于是哪一天伤的，伤的又是什么食物，怎能只凭脉象就会知道呢？这些都是病人的常情，不能不明察的！

【原文】

所谓旁人之情者，或执有据之论，而病情未必相符；或兴无本之言，而医理何曾梦见？

或操是非之柄，同我者是之，异己者非之，而真是真非莫辨；或执肤浅之见，头痛者救头，脚痛者救脚，而孰本孰标谁知？

或尊贵执言难抗，或密戚偏见难回。

又若荐医，动关生死，有意气之私厚而荐者，有庸浅之偶效而荐者，有信其利口而荐者，有食其酬报而荐者。

甚至薰莸不辨，妄肆晶评，誉之则跖可为舜，毁之则凤可作鸮，致怀奇之士，拂衣而去，使深危之病，坐而待亡。此皆旁人之情，不可不察者也。

【译文】

所谓旁人的常情，有的人持着似乎有根据的理论，但病情未必与其理论相符；有的人发表没有根基的言论，然而又哪曾梦见过医理呢？

有的人拿着决断是非的权柄，与自己意见相同的就认为它正确，与自己意见不同的就认为它错误，然而真正的正确与错误却并不辨别。

有的人持有肤浅的见解，头痛就治头，脚痛就治脚，然而有谁知道哪是病的本、哪是病的标？

有的人地位尊贵，固执己见，令人难以违抗；有的人是病人密切亲近的人，抱有偏见，让人难以扭转。

又比如推荐医生，常常关系到病人的生死。有的是因志趣相投、私交甚厚而推荐，有的是平庸的医生因偶然取效而推荐，有的是因相信医生的能说会道而推荐，有的是因贪图医生的报酬而推荐。

甚至香臭不分，胡乱放肆地评论医生，赞誉起来能把大盗说成虞舜，毁谤起来能把凤凰说成猫头鹰，使得高明的医生拂袖而去，使危重的病人白白死亡。这些都是旁人的常情，不能不明察的。

【原文】

所谓医人之情者，或巧语诳人，或甘言悦听，或强辩相欺，或危言相恐。此佞之流也。

或结纳亲知，或修好僮仆，或求营上荐，或不邀自赴。此阿谄之流也。

有腹无藏墨，诡言神授，目不识丁，假托秘传。此欺诈之流也。

有望闻问切，漫不关心，枳朴归芩，到手便撮，妄谓人愚我明，人生我熟。此孟浪之流也。

有嫉妒性成，排挤为事，阳若同心，阴为浸润，是非颠倒，朱紫混淆。此谗妒之流也。

有贪得无知，轻忽人命。如病在危疑，良医难必，极其详慎，犹冀回春；若辈贪功，妄轻投剂，至于败坏，嫁谤自文。此贪幸之流也。

有意见各持，异同不决，曲高者和寡，道高者谤多，一齐之傅几何，众楚之咻易乱。此肤浅之流也。

有素所相知，苟且图功；有素不相识，遇延辨症。病家既不识医，则候赵候钱，医家莫肯任怨，则惟苓惟梗。或延医众多，互为观望；或利害攸系，彼此避嫌。惟求免怨，诚然得矣；坐失机宜，谁之咎乎？此由知医不真，任医不专也。

【译文】

所谓医生的常情，有的用花言巧语诳骗病人，有的用甜苦蜜语迷惑病人，有的用能说会道欺骗病人，有的危言耸听恐吓病人。这些都是要弄嘴皮之流的医生。

有的结交病人的亲友，有的笼络病人的仆人，有的谋求达官显贵的推荐，有的不经邀请亲自登门诊病。这些都是阿谀奉迎之流的医生。

有的胸无藏墨，却诈称医术是神仙所授，不识一个字，却假托医术是秘传。这些都是欺世盗名之流的医生。

有的望、闻、问、切全不关心，枳实、厚朴、当归、黄芩，随手便抓，还胡说别人愚蠢、自己聪明，别人生疏、自己老练。这些都是鲁莽草率之流的医生。

有的嫉妒成性，以排挤他人为能事，表面上与人志同道合，暗中却造谣中伤，是非颠倒，真假混淆。这些都是谗言伤人、妒贤害能之流的医生。

有的贪图财利、愚昧无知，轻忽病人的生命。例如病属危重不明之证，良医尚且难以确诊，如果非常详细谨慎，病人还有希望治愈；此类医生却贪求功劳，胡乱轻率地用药，等到治疗失败，则嫁祸于人，掩饰自己。这些都是贪婪图侥幸之流的医生。

有的各持己见，不能决断，曲调高雅能跟着唱和的人便很少，医术高深受到的诽谤就会很多。一个齐国人教楚人齐语的作用能有多少呢？周围众多楚人的喧扰很容易搅乱对齐语的学习！这些都是见识浅薄之流的医生。

对平素熟知的病人，尚能草率马虎地图求功效。对素不相识的病家，偶然被请去看病，病家既然不了解医生，就忽儿请姓赵的医生，忽儿请姓钱的医生，医生无人愿意落埋怨，就只用黄芩、桔梗之类平和的药物。有的请的医生太多，就互相观望；有的医生之间有利害关系，彼此避免嫌疑。只求免除埋怨，确实是达到目的了；白白地丧失治病良机，是谁的罪责呢？这是由于了解医生不准确、任用医生不专一的缘故！

【原文】

凡若此者，孰非人情？而人情之详，尚多难尽。圣人以不失人情为戒，欲令学者思之慎之，勿为陋习所中耳。虽然，必期不失，未免迁就。但迁就既碍于病情，不迁就又碍于人情，有必不可迁就之病情，而复有不得不迁就之人情，且奈之何哉！故曰：蔓忧乎难之矣！

【译文】

凡是像这些情况，哪一种不是人之常情？然而人之常情的详情，尚有很多难以说尽。圣人以不失人情为告诫，是想让学医的人思考它、慎重地对待它，不要被恶劣的习气所侵蚀罢了。虽然这样，必定要不违背人之常情，就不免要有所迁就。但是迁就人情就会妨碍病情，不迁就又妨碍人情。有一定不能迁就的病情，同时又有不得不迁就的人情，将怎么办呢？所以说：实在是困难啊！

诸 医 论

【导读】

　　本文作者吕复，元明之际著名医家，少时从师学经，并习词赋，后因母病而专攻医学。吕复学问渊博，除医学外，还精通经史、天文、地理、兵刑等，善诗能文。本文选自《古今图书集成·医部全录》。《古今图书集成》原名《古

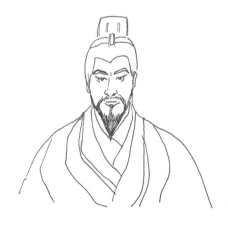

今图书汇编》，清代康熙年间陈梦雷等原辑，雍正时蒋廷锡等重辑，为我国至今最大的一部医学类书。本文引用众多成语典故，采取比喻方法，对先秦、两汉及唐、宋、金、元时期的医家的学术造诣及诊疗特点，进行了简明扼要的评述，既形象生动，又委婉含蓄，对我们了解各家学说很有帮助。

【原文】

扁鹊医如秦鉴烛物，妍媸不隐，又如弈秋遇敌，着着可法，观者不能察其神机。仓公医如轮扁斫轮，得心应手，自不能以巧思语人。张长沙医如汤武之师，无非王道，其攻守奇正，不以敌之大小皆可制胜。华元化医如庖丁解牛，挥刃而肯綮无碍，其造诣自当有神，虽欲师之而不可得。

【译文】

扁鹊的医术如同秦镜照物，容貌美丑不能隐藏，又如弈秋遇到高手，每一步棋都值得效法，旁观者不能察觉他的奥妙。仓公的医术好像轮扁削木造轮，得心应手，自然难以把他的灵活高妙的构思告诉他人。张仲景的医术仿佛商汤王、周武王的军队，所行没有不是仁义之举，他攻守变化，不论遇到强弱之敌都能取胜。华佗的医术宛若庖丁解牛，挥动刀刃而筋骨不能阻碍，其高超技艺自然是变化莫测，虽然想效法却不能达到。

【原文】

孙思邈医如康成注书，详于训诂，其自得之妙，未易以示人，味其膏腴，可以无饥矣。庞安常医能启扁鹊之所秘，法元化之可法，使天假之年，其所就当不在古人下。钱仲阳医如李靖用兵，度越纵舍，卒与法会，其始以颅囟方著名于时，盖因扁鹊之因时所重，而为之变尔。陈无择医如老吏断案，深于鞫谳，未免移情就法，自当其任则有余，使之代治则繁剧。许叔微医如顾恺写神，神气有余，特不出形似之外，可模而不可及。

【译文】

孙思邈的医术恰似郑玄注解经书，在训诂方面详尽无遗，自有所得的妙处，不能轻易地告知别人，如能体会其中的丰富内容，便可满足了。庞安常的医术能发掘扁鹊隐秘的内容，效法华佗可被仿效到手的医技，假如使他的寿命延长，他成就的事业一定不在古代名医之下。钱乙的医术好比李靖用兵，能安全地越过险境，欲擒故纵地全歼敌军，最终都同兵法相符，他起初凭借小儿科闻名于世，原来模仿扁鹊顺应当时的社会风尚，而因此作些变通罢了。陈言的医术犹如经验丰富的官吏判决案件，在审讯定案方面考虑周密，但未免脱离具体情况而迁就法律条文，自行担当任务便绰绰有余，使别人代理就感到烦琐杂乱。许叔微的医术恍若顾恺之描绘神情，神气充盈，只是不能超脱形似之外，可以仿效却不能达到。

【原文】

　　张易水医如濂溪之图太极，分阴分阳，而包括理气，其要以古方新病自为家法，或者失察，欲指图为极，则近乎画蛇添足矣。刘河间医如橐驼种树，所在全活，但假冰雪以为春，利于松柏而不利于蒲柳。张子和医如老将对敌，或陈兵背水，或济河焚舟，置之死地而后生，不善效之，非溃则北矣,其六门三法,盖长沙之绪余也。李东垣医如丝弦新絙,一鼓而竽籁并熄,胶柱和之,七弦由是而不谐矣;无他,希声之妙,非开指所能知也。

【译文】

张元素的医术类似周敦颐画太极图,分别阴阳,又包含深刻的哲理,他的宗旨是把古方新病不相符合作为一家之说,有人失于察辨,要把太极图当作太极,便同画蛇添足相差无几了。刘完素的医术宛如郭橐驼种树,处处都能成活,只是凭借寒凉药作为恢复生机的手段,对于强健的体质有益,而对于虚弱的体质不利。张从正的医术浑似老将对敌,有时背依河流摆开阵势,有时过河以后烧掉渡船,把自己摆在必死之地却能绝处逢生,不善于仿效这种做法,就必然溃败,他的风寒暑湿火燥六门和汗下吐三法,原是张仲景遗存下来的学说啊。李东垣的医术近乎重新更张琴弦的乐器,一旦演奏就使其他美好的乐声一并止息,要是机械地附和它,琴声因此就不和谐了,没有别的原因,李东垣的深奥医术的微妙,不是初学者能够理解的。

【原文】

严子礼医如欧阳询写字，善守法度而不尚飘逸，学者易于摹仿，终乏汉晋风度。张公度医专法仲景，如简斋赋诗，并有少陵气韵。王德肤医如虞人张罗，广络原野，而脱兔殊多，诡遇获禽，无足算者耳。

【译文】

严用和的医术恍如欧阳询写字，擅长恪守法度而不重潇洒，便于学习的人临摹，但毕竟缺乏汉晋大家不拘一格的风度。张公度的医术一味模仿张仲景，酷似陈与义作诗，常有杜甫的风格和意境。王德肤的医术近似掌管山泽的官员张开罗网，在田野上广泛笼罩，漏网的野兔就很多，不按照礼法规定而擒获的野兽，是不值得计算在内的啊。

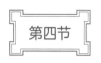

病家两要说

【导读】

本文选自《景岳全书》。作者张介宾，为明代著名医家。《景岳全书》是一部综合性医书，系张介宾博采诸家之说，结合个人学术见解及临床经验撰写而成。本文从病者的角度出发，提出择医之"两要"：一是"忌浮言"。特别是

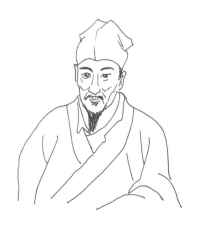

在性命危急时刻，摒除浮言，自有定见，尤为重要。二是"任真医"。任真医的关键在于知真医，只有熟察于平时，识其蕴蓄，才能以性命付之。

【原文】

　　医不贵于能愈病，而贵于能愈难病；病不贵于能延医，而贵于能延真医。夫天下事，我能之，人亦能之，非难事也；天下病，我能愈之，人亦能愈之，非难病也。惟其事之难也，斯非常人之可知；病之难也，斯非常医所能疗。故必有非常之人，而后可为非常之事；必有非常之医，而后可疗非常之病。

【译文】

　　医生不能因治好病可贵，而以能治好疑难杂症可贵；病人不能因能请来医生可贵，而因能请来名副其实的真医可贵。天下的事情，我会做，人家也会做，这样的事情就不是难事。天下的病，我能看，人家也能看，这样的病就不算是疑难病。真正难的事情，并不是一般人都懂得该如何办；真正的疑难病，也不是一般医生可以治疗的。所以一定要有不平常的人，然后才可办不平常的事；一定要有不平常的医生，然后才可以治疗不常见的病。

【原文】

第以医之高下，殊有相悬。譬之升高者，上一层有一层之见，而下一层者不得而知之；行远者，进一步有一步之闻，而近一步者不得而知之。是以错节盘根，必求利器，《阳春》《白雪》，和者为谁？夫如是，是医之于医尚不能知，而矧夫非医者！

昧真中之有假，执似是而实非。鼓事外之口吻，发言非难；挠反掌之安危，惑乱最易。使其言而是，则智者所见略同，精切者已算无遗策，固无待其言矣；言而非，则大骇任事者之心，见几者宁袖手自珍，其为害岂小哉？斯时也，使主者不有定见，能无不被其惑而致误事者，鲜矣！此浮言之当忌也。

【译文】

但医生的高明与低劣，有很大的差别。比如登高的人，高一层就有一层的视野，而低一层的人就不可能知道上一层的所见；走远路的人，前行一步就有一步的见闻，后一步的人就不可能知道前一步的所闻。因此盘根错节，一定要寻求利器来砍；《阳春》《白雪》，跟着唱的有谁？既如此，这说明普通医生对优秀医生尚且做不到了解，更何况那些不是医生的人。

他们不明白真中有假，坚持好像正确而实际错误的观点。说无关痛痒的话，这并不难；扰乱容易变化的病情，欺骗人也最容易。假使他们说得正确，那么聪明人的见解基本相同，精明切实的人已经盘算再三，没有考虑不周的地方，自然不需要他们讲了；如果说得不正确，那么会严重地伤害医生做事的心思，以至医生看到疾病前兆也宁可袖手旁观，以保全自己的名声，也不去治疗，其造成的危害难道还小吗？这时如果病人没有一定主见，能不受迷惑、不造成误事的，太少了！这种没有事实根据的话应当禁戒。

【原文】

又若病家之要，虽在择医，然而择医非难也，而难于任医；任医非难也，而难于临事不惑，确有主持，而不致朱紫混淆者之为更难也。倘不知此，而偏听浮议，广集群医，则骐骥不多得，何非冀北驽群？帷幄有神筹，几见圮桥杰竖？危急之际，奚堪庸妄之误投？疑似之秋，岂可纷纭之错乱？一着之谬，此生付之矣。以故议多者无成，医多者必败。多，何以败也？君子不多也！欲辨此多，诚非易也。然而尤有不易者，则正在知医一节耳。

【译文】

又如患者的要事，虽然在于选择医生，然而选择医生不难，难在于任用医生上；任用医生不难，难在遇到病情复杂时不迷乱，真有主张，而不要使得朱紫混淆的事变得更繁难。假若不懂得这点，却偏去听信没有事实根据的议论，广泛邀集许多医生，那好比骏马不可多得，怎能不是冀北的劣马之流？军帐里虽有神妙的计谋，但见到几个像圮桥的杰出小子张良那样的人？病情危急的时候，哪能经得起庸医误诊？病证真假难分的时候，怎能受得了不同意见互相干扰？一步错了，病人这一生就完了。因此，议论多办不成事，医生多一定治不好病。医生多，为什么还失败呢？因为君子不多啊！要分辨这么多医生的高低，确实不容易。然而尤其不容易的，就在于了解医生这一关键环节上。

【原文】

夫任医如任将，皆安危之所关。察之之方，岂无其道？第欲以慎重与否观其仁，而怯懦者实似之；颖悟与否观其智，而狡诈者实似之；果敢与否观其勇，而猛浪者实似之；浅深与否观其博，而强辩者实似之。执拗者若有定见，夸大者若有奇谋。熟读几篇，便见滔滔不竭；道闻数语，谓非凿凿有凭？不反者，临涯已晚；自是者，到老无能。执两端者，冀自然之天功；废四诊者，犹瞑行之瞎马；得稳当之名者，有耽搁之误；昧经权之妙者，无格致之明。有曰专门，决非通达，不明理性，何物神圣？

【译文】

任用医生如同任用将领，都是关系病人安危的人物。

观察他们的方法，难道没有一定的规则？如果只凭慎重
与否观察他们是不是仁慈，那么胆怯懦弱的人就实像仁
慈；只凭聪明与否观察他们是不是有智慧，那么狡猾奸诈
的人就实像有智慧；只凭果敢与否观察他们是不是勇武，
那么鲁莽的人就实像有勇武；只凭深刻与否观察他们是不
是渊博，那么能说会道的人就实像有渊博。固执己见的人
好像是有定见，夸大其词的人好像是有奇谋。有人熟读几
篇文章，就表现为滔滔不绝的议论；有人路上听到过几句
话，就说这难道不是确凿的证据吗？不回头的话，临近险
境就已经晚了；自以为是的人，到老也没有才能。抱着两
可态度的人，指望不需努力就得到效果；放弃四诊的人，
好像夜行的瞎马；得到稳当的名声的人，有耽搁病情的失
误；不明白权变的妙处的人，没有穷尽事理的明智。有的
称为专家，却断不是那通达的人，不明白事理，还充什么
圣人？

【原文】

　　又若以己之心度人之心者，诚接物之要道，其于医也

则不可，谓人己气血之难符；三人有疑，从其二同者，为决断之妙方，其于医也亦不可，谓愚智寡多之非类。凡此之法，何非征医之道？而征医之难，于斯益见。然必也小大方圆全其才，仁圣工巧全其用，能会精神于相与之际，烛幽隐于玄冥之间者，斯足谓之真医，而可以当性命之任矣。

惟是皮质之难窥，心口之难辨。守中者无言，怀玉者不炫，此知医之所以为难也。故非熟察于平时，不足以识其蕴蓄；不倾信临事，不足以尽其所长。使必待渴而穿井，斗而铸兵，则仓卒之间，何所趋赖？一旦有急，不得已而付之庸劣之手，最非计之得者。子之所慎，斋、战、疾。凡吾侪同有性命之虑者，其毋忽于是焉！

噫！惟是伯牙常有也，而钟期不常有；夷吾常有也，而鲍叔不常有。此所以相知之难，自古苦之，诚不足为今日怪！倘亦有因予言留意于未然者，又孰非"不治已病治未病，不治已乱治未乱"之明哲乎！惟好生者略察之！

【译文】

又如用自己的想法去猜度别人的想法，虽然确实是与人相处的重要方法，但这一点对于医生来说却不行，因为别人和自己的气血难以相合；三个人有不一致的意见，就依从看法相同的两个人，是做决定的妙法，这一点对于医生来说也是不行的，因为"愚蠢或聪明"与"人少或人多"不是一回事。所有这些方法，哪个不是了解医生的办法？而观察医生的艰难，从这些方面更加显著地表现出来。只有心细、胆大、行方、智圆、才干十分全面，望闻问切综合运用，能在接触病人的时候集中精神、在病情不明的时候指明隐秘征候的医生，才能够称他为真正的医生，才可以担当保全性命的重任。

可是医生的表面和本质难以察看清楚，医生心里想的和口里说的难以辨别。信守正道的人不爱胡吹，怀有真才的人不向人炫耀，这些成为了解医生困难的原因。因此，不在平时深入了解，就不能够看出一个医生的潜在才能；不在遇到疾病的时候完全信任，就不能够充分发挥一个医生的长处。假使一定等到渴了才挖井，打起仗来才铸造武器，那么仓促之间，你去依靠什么？一旦有急病，不得已而把性命交到庸医的手上，不是恰当的办法。孔子慎重对待的有斋礼、战事、疾病。凡是我们中同样有保全性命愿望的人，希望不要忽视这一点啊！唉！只是俞伯牙常有，钟子期却不常有；管仲常有，鲍叔牙却不常有。这就是了解人很困难的原因。自古以来都为这事苦恼，确实用不着对今天的状况感到奇怪！假若还有因为我说了这些话能在事情没有发生之前就留心的人，足可称为明智之人，他们知道"不待已经病了再去治疗，而是在疾病还没有发生时就防止它的出现；不待国家已乱才去治理，而是在没有发生内乱的时候就去预防"。希望珍惜生命的人稍微体察一下我所讲的这些道理！

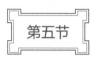

医俗亭记

【导读】

　　本文选自《钦定四库全书·家藏集》。作者吴宽，明代文学家、书法家。古人对竹嘉誉甚高，称松、竹、梅为岁寒三友，称梅、兰、竹、菊为花中四君子。大凡古人爱竹，或爱其清幽风韵，或爱其刚直不拘，或爱其"石压笋斜出"的顽

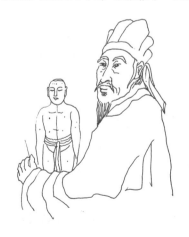

强生命力和逆境中奋发之精神。本文以竹为喻，赞美竹之形体、质性及其医"俗"之功，表达了医治天下"俗"病的愿望。

【原文】

余少婴俗病，汤熨针石，咸罔奏功。而年日益久，病日益深，殆由腠理肌肤以达于骨髓，而为废人矣。客有过余，诵苏长公《竹》诗，至"士俗不可医"之句，瞿然惊曰："余病其痼也耶，何长公之诗云尔也？"既，自解曰："士俗坐无竹耳。使有竹，安知其俗之不可医哉？"则求竹以居之。

【译文】

我小时候，常常俗病缠身，汤药针灸各种方法都不能奏效。年龄既长，病也越深，大概由腠理肌肤已经病入骨髓了，快成废人了吧。有次一位客人来拜访我，朗诵苏东坡的诗歌《竹》，念到"士俗不可医"一句时，我一惊："我的病大概很重了吧，苏东坡都这样说了啊！"随即自我宽解道："士俗，是因为没有竹子，倘若有竹子，怎么就知道这俗病治不好呢？"所以，我就求竹伴我而居。

【原文】

　　而家之东偏，隙地仅半亩，墙角萧然有竹数十个。于是日使僮奴壅且沃之，以须其盛。越明年，挺然百余，其密如箦，而竹盛矣。复自喜曰："余病其起也耶？"因构小亭其中。食饮于是，坐卧于是，啸歌于是，起而行于是，倚而息于是，倾耳注目，举手投足，无不在于是。其藉此以医吾之俗何如耶？

　　吾量之隘俗也，竹之虚心有容足以医之；吾行之曲俗也，竹之直立不挠足以医之；吾宅心流而无制，竹之通而节足以医之；吾待物混而无别，竹之理而析足以医之。竹之干云霄而直上，足以医吾志之卑；竹之历冰雪而愈茂，足以医吾节之变。其潇洒而可爱也，足以医吾之凝滞；其为笟、为简、为箭、为笙、为箫、为簠簋也，足以医吾陋劣而无用。盖逾年，而吾之病十已去二三矣。久之，安知其体不飘然而轻举，其意不释然而无累，其心不充然而有得哉？

【译文】

　　家中东角落里，有半亩小空地，稀疏冷落有十几茎竹子。于是就让童仆松松土，施施肥，浇浇水，等它长得茂盛些。第二年，已经滋生有好几百根了，密集有如竹席。我又高兴地自语道："我的病大概也要好了吧！"于是在竹林间造了座小亭子。在这里吃喝，在这里坐卧，在这里长啸歌咏，在这里散步，在这里休息，侧耳倾听，凝神注视，一举手一投足都在这里，就是希望借此能够疗治我的俗病吧！

竹子虚心，有容乃大，可以救治我的气量狭小；竹子茎直，挺拔不折，可以救治我的行止乖戾；竹子通透而有节，可以救治我的放纵无节制；竹子的纹理清晰，可以救治我的混沌而不知分别。竹子凌云而上，可以救治我志向卑微；竹子经历冰雪岁寒而更加茂盛，可以救治我容易变节。竹子潇洒可爱，可以救治我的呆板；竹子可以做成竹筒、竹简、箭、笙箫、簏篒等，有多种用途，可以救治我的粗陋顽劣而无所用处。大概一年后，我的俗病已经去掉了十之二三。长此以往，怎能不身体轻盈，心境轻松而无负累，内心充实而有所收获呢？

【原文】

古之俞跗、秦越人辈，竹奚以让为？然而，是竹也，不苦口，不瞑眩，不湔浣肠胃，不漱涤五脏。长公不余秘而授之，余用之，既有功绪矣。使人人皆用之，天下庶几无俗病与？

明年，余将北去京师。京师地不宜竹，余恐去竹日远而病复作也。既以名其亭，复书此为记。迟他日归亭中，愿俾病根悉去之，不识是竹尚纳我否？

【译文】

古代的名医俞跗、扁鹊等人，为什么不用竹子来治病呢？竹子这种药，吃下去一不苦口，二不头晕目眩，三不洗涤肠胃五脏。苏东坡不秘而藏之，把它传授给我，我用它治俗病，已经有功效了。假使天下人人都使用竹子，那么天下也许就没有俗病了吧？

明年，我将要去京城了。京城不适宜种竹，我真担心自己离开竹子太久，旧病复发。给亭子起了这么一个名字，又写下这篇文章，他日回来，希望能使病根尽去，就是不知道这竹子是否还会接纳我？

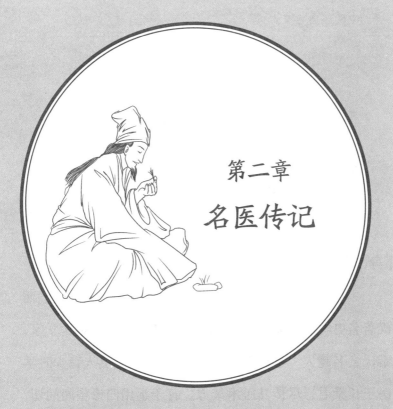

第二章
名医传记

　　帝王将相，通过文治武功可以名垂千古；文人墨客，通过诗词歌赋亦可流芳百世。医者不同，他们每天面对的都是一个又一个的病人。然而，为何中国历史上依然有诸多医者青史留名？他们心存济世之道的仁义，并尽全力把自己的专业做到极致，他们默默守护了一个时代炎黄子孙的生命，也构筑了祖国医学长河的脊梁，因此，历史也必将记住他们。

　　《旧唐书·魏徵传》："夫以铜为镜，可以正衣冠；以史为镜，可以知兴替；以人为镜，可以明得失。"本篇，我们节选了一些古代名医的传记，看看他们的生平轶事，我们在学习中也会能量满满，信心百倍。

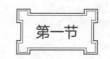

扁鹊传（节选）

【导读】

　　本文选自《史记·扁鹊仓公列传》。作者司马迁，西汉著名史学家、文学家、思想家。扁鹊，战国时期医学家，秦氏，名越人（秦越人），又号卢医，渤海莫人，少时学医于长桑君，尽传其医术禁方。善于运用四诊望闻问切，

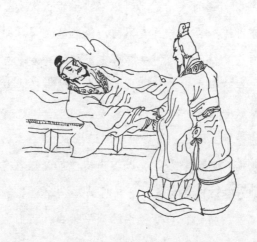

尤其是以脉诊和望诊来诊断疾病，精于内、外、妇、儿、五官等科，应用砭刺、针灸、按摩、汤液、热熨等法治疗疾病，被尊为医祖。

【原文】

扁鹊者，勃海郡郑人也，姓秦氏，名越人。少时为人舍长。舍客长桑君过，扁鹊独奇之，常谨遇之。长桑君亦知扁鹊非常人也。出入十余年，乃呼扁鹊私坐，闲与语曰："我有禁方，年老，欲传与公，公毋泄。"扁鹊曰："敬诺。"乃出其怀中药予扁鹊："饮是以上池之水三十日，当知物矣。"乃悉取其禁方书尽与扁鹊。忽然不见，殆非人也。扁鹊以其言饮药三十日，视见垣一方人。以此视病，尽见五藏症结，特以诊脉为名耳。为医或在齐，或在赵。在赵者名扁鹊。

【译文】

扁鹊，齐国渤海郡人，后迁居到郑国，姓秦，名叫越人。扁鹊年轻的时候在客馆当舍长，有一次神医长桑君来到客馆做客，扁鹊认为他不同寻常，一直恭恭敬敬地接待。长桑君也了解扁鹊不是一般人。这样往来了十多年后，长桑君才招呼扁鹊避开众人私下交谈，并私下告诉他说："我有秘方，但年纪已大，想要传送给你，望你不要泄露。"扁鹊说："是。"于是长桑君拿出怀中的药物赐予扁鹊，并说："用没有沾到地面的水饮服这种药物三十日，就能洞察各种事物了。"长桑君又拿出他的全部秘方，都给了扁鹊。长桑君忽然不见了，大概他不是普通的人吧。扁鹊按照他的话服药三十天后，就能看到隔墙另一边的人。凭借这种功能诊察疾病，就可以完全洞察到五脏疾病的聚结处，还特意将此法冠以诊脉的名义。扁鹊行医有时在齐国，有时在赵国。在赵国时人们都尊称他为"扁鹊"。

【原文】

当晋昭公时，诸大夫强而公族弱，赵简子为大夫，专国事。简子疾，五日不知人，大夫皆惧，于是召扁鹊。扁鹊入，视病，出，董安于问扁鹊，扁鹊曰："血脉治也，而何怪？昔秦穆公尝如此，七日而寤。今主君之病与之同，不出三日必间。"居二日半，简子寤。

【译文】

　　晋昭公的时候，诸多大臣的势力强大而晋君家族衰弱，赵简子担任大臣，并独断把持着国家大事。有一次，赵简子生病了，五天不省人事，大臣们都很担忧，于是传扁鹊来看病。扁鹊进了赵简子的卧室，诊断了疾病后就出来了。赵简子身边的董安于向扁鹊询问病情，扁鹊说："他的血脉正常，你们不用大惊小怪！以前秦穆公也是如此，七日后就苏醒了。如今主君的病和穆公的一样，不出三天必定醒来。"过了两天半，赵简子果真苏醒了。

【原文】

　　其后扁鹊过虢。虢太子死，扁鹊至虢宫门下，问中庶子喜方者曰："太子何病，国中治穰过于众事？"中庶子曰："太子病血气不时，交错而不得泄，暴发于外，则为中害。精神不能止邪气，邪气畜积而不得泄，是以阳缓而阴急，故暴蹶而死。"

扁鹊曰："其死何如时？"曰："鸡鸣至今。"曰："收乎？"曰："未也，其死未能半日也。""言臣齐勃海秦越人也，家在于郑，未尝得望精光侍谒于前也。闻太子不幸而死，臣能生之。"

中庶子曰："先生得无诞之乎？何以言太子可生也！臣闻上古之时，医有俞跗，治病不以汤液醪醴、镵石挢引、案扤毒熨，一拨见病之应，因五藏之输，乃割皮解肌，诀脉结筋，搦髓脑，揲荒爪幕，湔浣肠胃，漱涤五藏，练精易形。先生之方能若是，则太子可生也；不能若是而欲生之，曾不可以告咳婴之儿。"

终日，扁鹊仰天叹曰："夫子之为方也，若以管窥天，以郄视文。越人之为方也，不待切脉、望色、听声、写形，言病之所在。闻病之阳，论得其阴；闻病之阴，论得其阳。病应见于大表，不出千里，决者至众，不可曲止也。子以吾言为不诚，试入诊太子，当闻其耳鸣而鼻张，循其两股以至于阴，当尚温也。"中庶子闻扁鹊言，目眩然而不瞚，舌挢然而不下，乃以扁鹊言入报虢君。

【译文】

后来，扁鹊路过虢国。正好碰见虢太子死，扁鹊来到虢国宫廷门前，问同样热爱医学的中庶子："太子患什么病，国都中举行祈祷祛邪活动超过了其他一切事情？"中庶子回答说："太子患了血气不按时运行的病，交会错乱而不能疏泄，突然发作在体外，就造成了内脏的损害。体内的正气不能遏止邪气，邪气聚集起来而又不能宣散，因此使得阳气虚衰，阴邪旺盛，所以突然昏厥而死去了。"

扁鹊问："他死了多长时间？"中庶子回答说："从鸡鸣时辰到现在。"扁鹊又问："装殓了吗？"回答说："没有，他死了还不到半天呢。"扁鹊说："你去向虢君禀报，说我是齐国的秦越人，家住在郑国，不曾拜见过国君的尊颜，也未曾在他面前侍奉过。今听说太子不幸死去，我能使他复活。"

中庶子说："先生您该不是欺骗国君吧？凭什么说太子能复活呢？我听说上古时代，医生中有个叫俞跗的，治病不用汤药、酒剂、针灸、砭石、导引、按摩、熨法等疗法，一经诊察就能知道病位，依循五脏的腧穴，于是割开皮肤，剖开肌肉，疏通经脉，束扎筋腱，按治髓脑，触动膏肓，疏理膈膜，清洗肠胃，疏通五脏，修炼精气，矫正形体。您的医术能像这样，那么太子才能复活；如果不能像这样，却想使太子复活，简直不能把您的话告诉给刚会笑的婴儿！"

　　良久，扁鹊仰天叹气说："您所说的医术，就像从竹管中看天空，从缝隙中看图纹。我的医术，不需切脉、望色、闻声、病人诉说症状，就能说出疾病的部位。观察病人的外部症状，就能推知病人的内部病机；诊察病人的内部病机，就能了解病人的外部症状。疾病症状应当显现在整个体表，只要病人不出千里之外，确诊的根据很多，是不可能诊断错误的。如果您认为我的话不真实，不妨入内室试诊一下太子，一定会诊察到他的耳朵中有响声并且鼻翼扇动，顺着他的两条大腿，直到阴部，应当还是温热的。"中庶子听了扁鹊的话，两眼发花而不能眨动，舌头翘起而不能放下，于是才把扁鹊的话回宫禀报给虢君。

【原文】

虢君闻之大惊，出见扁鹊于中阙，曰："窃闻高义之日久矣，然未尝得拜谒于前也。先生过小国，幸而举之，偏国寡臣幸甚。有先生则活，无先生则弃捐填沟壑，长终而不得反。"言未卒，因嘘唏服臆，魂精泄横，流涕长潸，忽忽承睫，悲不能自止，容貌变更。扁鹊曰："若太子病，所谓'尸蹶'者也。太子未死也。"扁鹊乃使弟子子阳厉针砥石，以取外三阳五会。有间，太子苏。乃使子豹为五分之熨，以八减之齐和煮之，以更熨两胁下。太子起坐。更适阴阳，但服汤二旬而复故。故天下尽以扁鹊为能生死人。扁鹊曰："越人非能生死人也，此自当生者，越人能使之起耳。"

【译文】

虢君听到这件事非常惊讶，就出来在宫阙中道迎接扁鹊，虢君说："我私下听说您高尚医德的时间很久了，然而不曾去您面前拜访。先生您来到我们小国，使我幸运得到了援救，我们这个偏僻小国的太子真是幸运，有先生您，太子就能复活，没有先生您，太子就要被丢弃填埋山沟，永别人世而不能复生。"话还没说完，已经长吁短叹，郁满胸中，精神散乱恍惚，眼泪久流不止，泪珠滚滚挂满睫毛，悲伤得自己不能控制自己，容貌都改变了。扁鹊说："像太子的病，就是所说的尸厥。太子并没有死。"于是扁鹊让徒弟子阳磨制针具砭石，用来针治头顶的百会穴。过了一会儿，太子苏醒了。又让徒弟子豹施用渗透五分的熨法，用八减之剂的药物煎煮，用来交替地熨帖两侧胁下部位。太子能起来坐了。再进一步调适阴阳，仅仅服药二十天就恢复了健康。所以，天下人都认为扁鹊能使死人复活。扁鹊却说："我并不能使死人复活，这是本来应该复生的病人，我只是能使他恢复健康罢了。"

【原文】

　　使圣人预知微，能使良医得早从事，则疾可已，身可活也。人之所病，病疾多；而医之所病，病道少。故病有六不治：骄恣不论于理，一不治也；轻身重财，二不治也；衣食不能适，三不治也；阴阳并，藏气不定，四不治也；形赢不能服药，五不治也；信巫不信医，六不治也。有此一者，则重难治也。

扁鹊名闻天下。过邯郸，闻贵妇人，即为带下医；过洛阳，闻周人爱老人，即为耳目痹医；来入咸阳，闻秦人爱小儿，即为小儿医：随俗为变。秦太医令李醯自知伎不如扁鹊也，使人刺杀之。至今天下言脉者，由扁鹊也。

【译文】

假使身居高位的人在疾患还没有显示征兆的时候就预先知道染上了病邪，能够让良医得以尽早进行治疗，那么疾病就能痊愈，身体可以存活。人们担忧的事情，是担忧疾病多；而医生担忧的事情，是担忧治病的方法少。所以疾病有六种情况不能治疗：骄横放纵，不讲道理的不能治；以身体为轻以钱财为重的不能治；衣食不能适应四季阴阳变化的不能治；气血错乱，五脏精气不能安守于内的不能治；身体过于瘦弱，不能适应药力的不能治；相信巫师而不相信医生的不能治。有这当中一种情况的，就很难治疗了。

　　扁鹊的名声传遍了天下。到了邯郸，听说赵国人尊重妇女，就做起了妇科医生；到了洛阳，听说周王朝的人敬爱老人，就做起了老年病医生；到了咸阳，听说秦国人爱护小儿，就做起了小儿科医生：总之是随着风俗的不同而变换行医的重点。秦国的太医令李醯知道自己的医术不如扁鹊，就派人刺杀了扁鹊。至今天下研习脉学的人，都遵从扁鹊的学说。

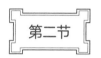

第二节

华佗传（节选）

【导读】

　　本文选自《三国志·魏书·华佗传》。作者陈寿，西晋史学家。华佗是我国东汉末期的著名医家。他不慕名利，学识渊博。不但精通中医内科、妇产科、儿科等，还擅长外科，发明了用酒冲服麻沸散的全身麻醉法，是世界

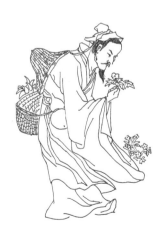

上最早使用麻醉法施行外科手术的医生，有"外科鼻祖"之称。同时，他还创制了"五禽戏"传统健身方法，对预防保健、增强体质起到了积极作用，受到了人民的热爱和推崇。

【原文】

华佗，字元化，沛国谯人也，一名敷，游学徐土，兼通数经。沛相陈珪举孝廉，太尉黄琬辟，皆不就。晓养性之术，时人以为年且百岁，而貌有壮容。又精方药，其疗疾，合汤不过数种，心解分剂，不复称量，煮熟便饮，语其节度，舍去，辄愈。若当灸，不过一两处，每处不过七八壮，病亦应除。若当针，亦不过一两处，下针言"当引某许，若至，语人"。病者言"已到"，应便拔针，病亦行差。若病结积在内，针药所不能及，当须刳割者，便饮其麻沸散，须臾便如醉死，无所知，因破取。病若在肠中，便断肠湔洗，缝腹膏摩，四五日差，不痛，人亦不自寤，一月之间，即平复矣。

【译文】

　　华佗，字元化，是沛国谯县人，又名华敷。年少的时候曾在徐州一带拜师学艺，学习非常用功，能通晓好几本儒家经典，学问渊博。当时沛国国相陈珪举荐他做孝廉，太尉黄琬征召他去做官，但华佗都不上任。华佗深谙养生之术，当时人都看他年纪很大了，却还拥有壮健的容貌和体魄。华佗在中医药方面也非常精通，治疗疾病的时候，开的方剂不过几种，抓药的时候不用称量，每味药的剂量了然于心。让病人将方药煮熟服下，告知注意事项，药渣刚倒掉病就痊愈了。如果需要艾灸治疗的话，选用的穴位也不过是一两处，每处穴位也不过用七八根艾条，病痛也能应手消除。如果需要针刺治疗，同样不过选取两三处穴位，下针的时候告知病人："针刺感应延伸到某处，若你感觉到那个位置了，就告诉我一声。"病人说："到了。"华佗便应声拔针，病痛也就好得差不多了。若病痛的症结在体内，针药的效力都不能到达，应该剖开刮去，华佗就令人饮下麻沸散，不一会儿病人就如醉死一般，毫无察觉之下，趁机开刀取出症结。病痛若是在肠中，便割断肠子进行清洗，然后缝合伤口敷上膏药，四五日时间，就不再疼痛了，病人也毫无察觉，一个月之内，伤口就能恢复原貌。

【原文】

广陵太守陈登得病，胸中烦懑，面赤不食。佗脉之曰："府君胃中有虫数升，欲成内疽，食腥物所为也。"即作汤二升，先服一升，斯须尽服之。食顷，吐出三升许虫，赤头皆动，半身是生鱼脍也，所苦便愈。佗曰："此病后三期当发，遇良医乃可济救。"依期果发动，时佗不在，如言而死。

太祖闻而召佗，佗常在左右。太祖苦头风，每发，心乱目眩。佗针鬲，随手而差。

【译文】

广陵郡太守陈登得了病，心中烦躁郁闷，脸色发红，不想吃饭。华佗为他切脉后说："您胃中有虫好几升，将在腹内形成一种肿胀坚硬的毒疮，是吃生鱼、生肉造成的。"马上熬制了二升药汤，先喝一升，一会儿把药全部喝了，过了一顿饭的工夫，吐出了约莫三升小虫，小虫赤红色的头都会动，一半身体还是生鱼肉的模样，所受病痛也就好了。华佗说："这种病三年后将会复发，碰到良医才可救活。"按照预计的时间果然旧病发作，当时华佗不在，陈登果真旧病复发而死。

曹操听说而召唤华佗，华佗常守在他身边。曹操为头痛病所苦，每当发作，就心情烦乱，眼睛眩晕。华佗针刺膈俞穴，应手而愈。

【原文】

李将军妻病甚，呼佗视脉。曰："伤娠而胎不去。"将军言："闻实伤娠，胎已去矣。"佗曰："案脉，胎未去也。"将军以为不然。佗舍去，妇稍小差。百余日复动，更呼佗。佗曰："此脉故事有胎。前当生两儿，一儿先出，血出甚多，后儿不及生。母不自觉，旁人亦不寤，不复迎，遂不得生。胎死，血脉不复归，必燥著母脊，故使多脊痛。今当与汤，并针一处，此死胎必出。"汤针既加，妇痛急如欲生者。佗曰："此死胎久枯，不能自出，宜使人探之。"
果得一死男，手足完具，色黑，长可尺所。

佗之绝技，凡此类也。

【译文】

李将军的妻子病得很严重，召唤华佗切脉，华佗说："这是因为夫人妊娠的胎儿没有去除。"将军说："妊娠时胎儿确实受到伤害，但胎儿已经去除了。"华佗说："从我切脉来看，胎儿没有去除啊！"将军以为不是这样。华佗告辞离去，妇人稍微好些，百余日后又发病，再召唤华佗，华佗说："此脉象按照惯例有胎儿。先前应该生两个婴儿，一个婴儿先出生，血出得太多，后面的婴儿没有及时产下。母亲自己没感觉到，旁边的人也没有认识到，不再接生，于是不得生产。胎儿死了，血脉不能回复，必然日久干枯并附着于妇人的脊背，因此造成脊背疼痛。如今应当施以汤药，并针刺一处，这个死胎必定产下。"汤药针刺施加后，妇人疼痛急着想要生产。华佗说："这个死胎日久干枯，不能自己出来，应该派人掏取它。"按照华佗的做法，果然取出一个死去的男婴，手足完备，颜色发黑，长约一尺。

诸如此类，都是华佗的卓绝医技。

【原文】

然本作士人，以医见业，意常自悔。后太祖亲理，得病笃重，使佗专视。佗曰："此近难济，恒事攻治，可延岁月。"佗久远家思归，因曰："当得家书方，欲暂还耳。"到家，辞以妻病，数乞期不反。太祖累书呼，又敕郡县发遣，佗恃能厌食事，犹不上道。太祖大怒，使人往检：若妻信病，赐小豆四十斛，宽假限日；若其虚诈，便收送之。于是传付许狱，考验首服。荀彧请曰："佗术实工，人命所县，宜含宥之。"太祖曰："不忧，天下当无此鼠辈耶？"遂考竟佗。佗临死，出一卷书与狱吏，曰："此可以活人。"吏畏法不受，佗亦不强，索火烧之。佗死后，太祖头风未除。太祖曰："佗能愈此。小人养吾病，欲以自重，然吾不杀此子，亦终当不为我断此根原耳。"及后爱子仓舒病困，太祖叹曰："吾悔杀华佗，令此儿强死也。"

【译文】

　　然而他本是读书人，以医术立业，心里常感懊悔（中国封建社会中医生属于"方技"，被视为"贱业"）。后来曹操亲自处理国家大事，积劳成疾，患了重病，让华佗专为他个人治病。华佗说："这病大概难以治好，需要不断地进行治疗，才可以延长一些寿命。"华佗长期远离家乡，想回去看看，因此说："刚刚收到家人来信，想要短期回家一趟。"到家后，推托妻子有病，多次请求延长假期不回来。曹操多次用书信召唤，又下诏令郡县征发遣送。华佗自恃有才能，厌恶侍奉曹操，还是不上路。曹操很生气，派人前往查看：如果他妻子确实生病，就赐赠四十斛小豆，放宽假期；如果他虚假欺骗，就逮捕押送他回来。因此用车把华佗递解交付许昌监狱，拷问服罪。荀彧向曹操求情说："华佗的医术确实高明，关系着人的生命，应该宽容饶恕他。"曹操说："不用担忧，天下会没有这种低微的鼠辈吗？"最终将华佗拷问致死。华佗临死前，拿出一卷医书给狱官，说："这书可以用来救活人。"狱吏害怕触犯法律不敢接受，华佗也不勉强，讨取火来索性把书烧掉了。华佗死了以后，曹操头痛没有去除。曹操说："华佗能治好这种病。这小子有意拖延我的病，不加根治，想借此来抬高自己的地位，如果我不杀掉这小子，他也终究不会替我断掉这病根的。"直到后来他的爱子曹冲病危，曹操才感叹地说："我后悔杀了华佗，使这个儿子白白地死去了。"

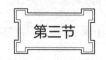

皇甫谧传（节选）

【导读】

　　本文节选自《晋书·皇甫谧传》。《晋书》为唐代房玄龄等21人编撰。皇甫谧字士安，幼名静，自号玄晏先生，西晋学者、医学家。在文学、史学、医学诸方面都很有建树。古人曾赞云："考晋时著书之富，无若皇甫谧者。"他

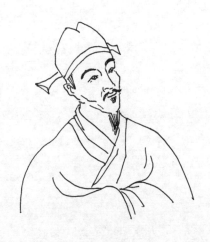

把古代著名的三部医学著作，即《素问》《针经》（即《灵枢》）《明堂孔穴针灸治要》，综合编著成《黄帝三部针灸甲乙经》。这是我国现存最早的一部理论联系实际、有重大价值的针灸学专著，因此皇甫谧被后世称为"中医针灸学之祖"。

【原文】

皇甫谧，字士安，幼名静，安定朝那人，汉太尉嵩之曾孙也。出后叔父，徙居新安。年二十，不好学，游荡无度，或以为痴。尝得瓜果，辄进所后叔母任氏，任氏曰："《孝经》云'三牲之养，犹为不孝'。汝今年余二十，目不存教，心不入道，无以慰我。"因叹曰："昔孟母三徙以成仁，曾父烹豕以存教，岂我居不卜邻，教有所阙，何尔鲁钝之甚也！修身笃学，自汝得之，于我何有！"因对之流涕。谧乃感激，就乡人席坦受书，勤力不怠。居贫，躬自稼穑，带经而农，遂博综典籍百家之言。沉静寡欲，始有高尚之志，以著述为务，自号玄晏先生。著《礼乐》《圣真》之论。后得风痹疾，犹手不辍卷。

【译文】

　　皇甫谧，字士安，小名叫静，是安定朝那（今甘肃省平凉市灵台县）人，汉代太尉皇甫嵩的曾孙。皇甫谧过继给他叔父为子，随叔父迁居新安。他到二十岁还不好好学习，终日无节制地游荡玩耍，有的人以为他是个呆子。皇甫谧曾经得到一些瓜果，总是很孝敬地进呈给他的叔母任氏。任氏说："《孝经》说'虽然每天用牛、羊、猪三牲来奉养父母，仍然是不孝之人。'你今年都快二十岁了，却丝毫没有学习上进的念头，没有什么可以安慰我的。"因此叹息说："从前，孟母三迁使孟子成为仁德的大儒；曾参的父亲杀猪使信守诺言的教育常存，难道是我没有选择好邻居，教育方法有所缺欠吗？不然，你怎么会如此鲁莽愚蠢呢！修身立德，专心学习，是你自己有所得，我能得到什么呢！"叔母面对皇甫谧流泪。皇甫谧深受感动，激发了志气，于是到同乡人席坦处学习，勤读不倦。皇甫谧住在贫穷的地方，常一边亲自参加农业劳动，一边带着经典学习，终于博通典籍百家之言。皇甫谧性格恬静，没有奢望，自始就有高洁自守的志向，不愿卑躬屈节求仕，而是把写书作为自己的事业，自号玄晏先生，写有《礼乐》《圣真》等论著，后来得了风痹病，仍然手不释卷。

【原文】

或劝谧修名广交，谧以为非圣人孰能兼存出处，居田里之中亦可以乐尧、舜之道，何必崇接世利，事官鞅掌，然后为名乎。作《玄守论》以答之，曰："或谓谧曰：'富贵，人之所欲，贫贱，人之所恶，何故委形待于穷而不变乎？且道之所贵者，理世也；人之所美者，及时也。先生年迈齿变，饥寒不赡，转死沟壑，其谁知乎？'谧曰：'人之所至惜者，命也；道之所必全者，形也；性形所不可犯者，疾病也。若扰全道以损性命，安得去贫贱存所欲哉？吾闻食人之禄者怀人之忧，形强犹不堪，况吾之弱疾乎！且贫者，士之常，贱者，道之实，处常得实，没齿不忧，孰与富贵扰神耗精者乎！又生为人所不知，死为人所不惜，至矣！喑聋之徒，天下之有道者也。夫一人死而天下号者，以为损也；一人生而四海笑者，以为益也。然则，号笑非益死损生也。是以至道不损，至德不益。何哉？体足也。如回天下之念以追损生之祸，运四海之心以广非益之病，岂道德之至乎！夫唯无损，则至坚矣；夫唯无益，则至厚矣。坚，故终不损；厚，故终不薄。苟能体坚厚之实，居不薄之真，立乎损益之外，游乎形骸之表，则我道全矣。'"

遂不仕。耽玩典籍，忘寝与食，时人谓之"书淫"。或有箴其过笃，将损耗精神。谧曰："朝闻道，夕死可矣，况命之修短分定悬天乎！"

【译文】

有人劝皇甫谧加强修养以求名誉而广泛结交，皇甫谧认为"不是圣人，如何能兼顾入朝为官和退隐为民呢？躬耕在乡下一样可以享有尧舜之道，又何必去与达官贵人结交，为公事忙碌从而得到好名声呢？"于是，皇甫谧写了《玄守论》来回答劝他广泛结交的人。

皇甫谧在《玄守论》一文里写道："有的人对我说'富贵是人人想得到的，贫贱是人人都厌恶的，为什么不顾惜自己，将自己置身于困穷之中而不作改变呢？况且大道中最可贵的是治理国家，而对一般的人来讲，及时行乐便是美事。先生已经年老，牙齿也发生了变化，连温饱都没有解决，今后死在山沟河谷之中，又有谁知道呢？'

"但我却认为：'人最看重的，是生命；道最渴求的，是形体的完美。生命和形体都不应该被疾病所侵害，如果扰乱了形体以至于损及性命，又怎么谈得上脱离贫贱而存富贵呢？我听说吃人家俸禄的人，就得分担人家的忧患，形体强壮的人尚不堪忍受，何况我体弱多病呢？对于文士来说，贫穷是司空见惯的，进究道义的人的确也常受到轻视，然处于贫穷之中而得到道的真谛，一辈子没有忧患，与那种为了追求富贵、扰神耗精相比，孰好孰坏呢！另外，生时不为人知道，死时不被人惋惜，这样的人才是最得道的真谛的呀！聋哑的人，是天下最得道的人。一个人死了，天下的人都为他号啕大哭，因为他的死，对天下有很大的损失；有的人健在，全国的人都为之而欢欣鼓舞，因为他的健在，对全国人都有好处。然而，天下人的哭或笑，并不能使该死的人不死，该生的不生。所以有至道至德的人，不会因外界影响损益到他的死生。为什么呢？因为他的体魄很健壮。如果为了换回天下人的悲痛而去追求损害生命的名利，顺应全国人的心意去追求无益于身的富贵，这哪是道德的至高境界呢！只有不追求名利，才会无损于性命，身体就会更坚强；只有不求无益于身体的富贵，道行才会更深厚。身体坚强就不会损及生命，道行深厚就不会变浅薄。如果能保持坚实的身体、积蓄深厚的道行，将名利、富贵置之度外，看作只是形体表面的东西，那么我的道行就得以完善了。"

于是，皇甫谧终究没有去做官。他潜心钻研典籍，甚至废寝忘食，故当时人说他是"书淫"。有人告诫他过于专心，将会耗损精神。皇甫谧说："早晨学到了道理，黄昏死去也是值得的，何况生命的长短是上天预定的呢！"

【原文】

其后武帝频下诏敦逼不已，谧上疏自称草莽臣，曰："臣以尪弊，迷于道趣，因疾抽簪，散发林阜，人纲不闲，鸟兽为群。陛下披榛采兰，并收蒿艾。是以皋陶振褐，不仁者远。臣惟顽蒙，备食晋粟，犹识唐人击壤之乐，宜赴京城，称寿阙外。而小人无良，致灾速祸，久婴笃疾，躯半不仁，右脚偏小，十有九载。又服寒食药，违错节度，辛苦荼毒，于今七年。隆冬裸袒食冰，当暑烦闷，加之咳逆，或若温疟，或类伤寒，浮气流肿，四肢酸重。于今困劣，救命呼嗡，父兄见出，妻息长诀。仰迫天戚，扶舆就道，所苦加焉，不任进路，委身待罪，伏枕叹息。臣闻韶卫不并奏，雅郑不兼御，故郤子入周，祸延王叔；虞丘称贤，樊姬掩口。君子小人，礼不同器，况臣糠䵂，糅之雕胡！庸夫锦衣，不称其服也。窃闻同命之士，咸以毕到，唯臣疾疢，抱衅床蓐，虽贪明时，惧毙命路隅。设臣不疾，已遭尧舜之世，执志箕山，犹当容之。臣闻上有明圣之主，下有输实之臣；上有在宽之政，下有委情之人。唯陛下留神垂恕，更旌瑰俊，索隐于傅岩，收钓于渭滨，无令泥滓，久浊清流。"谥辞切言至，遂见听许。

【译文】

　　后来晋武帝屡次下诏督促逼迫皇甫谧出仕，皇甫谧上书自称草野之臣说："我瘦弱多病，迷恋学术旨趣，因为有病而归隐林泽山川之间，不熟习人伦礼法，常与鸟兽为伴。陛下到处求贤，连我这样的不是贤人的人也被收取了。所以像皋陶那样贤德的人脱去布衣当了官，不贤的人就远远离开了朝廷。我只是个顽钝愚蠢的人，我吃晋王朝的粮食，享受着天下太平，击壤而歌的安乐生活，应该到京城去，在宫阙之外祝皇帝万寿无疆。而我因不良的品德，才招致灾祸，久为疾病所困，半个身子麻木不仁，右脚肌肉萎缩而变小，已有十九载。又因服寒食散，违背了服食的规则，反造成毒害，至今已有七年。盛冬时得袒露身体服食冰雪，暑天更觉烦闷，并伴有咳嗽气喘，或像患了温疟症，或又类似伤寒症，气急浮肿，四肢酸重。现在情况更为严重，生命危在旦夕，父兄见了离去，妻儿常待诀别。如果追于皇帝的权威扶车上路，则病痛更会加剧，所以只好不走仕进之路，将身待罪，俯伏枕上叹息。我听说高雅的韶乐和低俗的卫乐不能同时演奏，雅乐和郑声也不能同时进奏，周时王叔（晋厉公）受离间计欺骗杀了郤子，自身反被牵连作为郤子同党而被捕；虞丘推荐了贤才，樊姬就不再说长道短了。所以，有地位的人和被统治者，在敬神典礼中用不同器皿，何况我这如粗劣食粮一般的人，怎能和像菰米一般尊贵的人在一起呢！这就如同一个平庸的人，穿着显贵的锦缎绸衣是不相称的。我听说与我一同被征召的人都已到达京师，只有臣我因有疾病，待罪床席，虽也贪图能有光明的前途，但惧怕在路途丧命。即使我没有疾病，且已遇到这样的尧舜之世，如巢父、许由高隐于箕山，亦尚可容忍。我听说上有圣明的皇帝，下就有敢于说出实情的大臣；上有宽容的政策，下就有能委婉表达心愿的人。希望陛下能留心才智之士和宽待我这样久病的人，重新旌表奇才异能之士，从傅岩之畔请来（像傅说一样）隐居的贤人，从渭水之滨请来（像姜子牙一样）垂钓的隐士，不要让他们被埋没。"皇甫谧的恳切言辞，终于获得了准许。

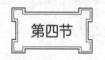

钱仲阳传（节选）

【导读】

本文选自《小儿药证直诀》。本文作者刘跂，生年不详，卒于宋徽宗政和末年，字斯立，号学易老人。《小儿药证直诀》为钱乙弟子阎孝忠收集整理钱乙的论述和治验而成的一部儿科专著，刘跂应邀为钱乙写了一篇传，即为本

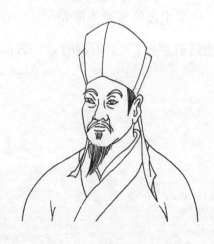

文。钱乙，字仲阳，宋代东平人，约生活于北宋仁宗至徽宗年间，享年82岁，是我国宋代著名的儿科医家。曾因治愈皇亲国戚的小儿疾病，声誉卓著，被授予翰林学士，任太医院丞。在多年的行医过程中，积累了丰富的临床经验，成为当时著名医家，《四库全书总目提要》称"钱乙幼科冠绝一代"。其一生著作颇多，有《伤寒论发微》五卷、《婴孺论》百篇、《钱氏小儿方》八卷、《小儿药证直诀》三卷。

【原文】

钱乙，字仲阳，上世钱塘人，与吴越王有属。僭纳土，曾祖赟随以北，因家于郓。父颢，善针医，然嗜酒喜游。一旦匿姓名，东游海上，不复返。乙时三岁，母前亡，父同产嫁医吕氏，哀其孤，收养为子。稍长读书，从吕君问医。吕将殁，乃告以家世。乙号泣，请往迹父，凡五六返，乃得所在。又积数岁，乃迎以归。是时乙年三十余。乡人惊叹，感慨为泣下，多赋诗咏其事。后七年，父以寿终，丧葬如礼。其事吕君，犹事父。吕君殁，无嗣，为之收葬行服，嫁其孤女，岁时祭享，皆与亲等。

【译文】

钱乙，字仲阳，前代是钱塘人，与吴越王钱镠有宗属关系。吴越第五代王钱俶献出土地给宋后，钱乙曾祖父钱赟跟随吴越王而北上，于是迁居到山东郓州。父亲钱颢，是擅长针灸的医生，然而平生却嗜酒游乐。有一天他隐匿姓名，向东游访，再也没有返回。钱乙三岁时，母亲过早地去世，钱乙的姑母嫁给姓吕的医生，姑父怜悯他孤幼，便收养他为养子。渐渐长大读书，跟从养父吕先生学习医术。姑母临死前，才把他的家世告诉他。钱乙痛哭，请求去寻找父亲，共五六次往返，才找到父亲所在地。又过了几年，才接回父亲还乡。这时候钱乙已经三十多岁了。乡里人都很惊讶赞叹，感慨地为此事落泪，很多人赋诗来赞颂这件事。七年之后，父亲去世，钱乙按照礼法办理丧事下葬。钱乙侍奉吕先生，就像侍奉亲父一样。吕先生去世，没有儿子，钱乙为他装殓下葬服丧，为他的孤女举办婚嫁，每年按时供奉祭奠，都跟祭奠亲父相同。

【原文】

乙始以颅囟方著山东。元丰中，长公主女有疾，召使视之，有功，奏授翰林医学，赐绯。明年，皇子仪国公病瘛疭，国医未能治。长公主朝，因言钱乙起草野，有异能，立召入，进黄土汤而愈。神宗皇帝召见褒谕，且问黄土所以愈疾状。乙对曰："以土胜水，木得其平，则风自止。且诸医所治垂愈，小臣适当其愈。"天子悦其对，擢太医丞，赐紫衣金鱼。自是戚里贵室，逮士庶之家，愿致之，无虚日。其论医，诸老宿莫能持难。俄以病免。哲宗皇帝复召宿直禁中。久之，复辞疾赐告，遂不复起。

【译文】

钱乙起初以小儿科在山东一代闻名。元丰年间，皇帝姐姐长公主的女儿患病，召他诊治疾病，愈病有功，长公主奏请，拜授钱乙为翰林医学官职，特赐给他赤色丝帛官服。第二年，神宗的儿子仪国公患手足痉挛之疾，御医不能治愈。长公主朝见神宗皇帝时，因谈起钱乙出身民间，有不寻常医技，皇帝立即召他入宫，钱乙用黄土汤方而治愈。神宗皇帝亲自召见褒奖，并且询问黄土汤方之所以能治愈疾病的原因。钱乙回答说："因为土能制水，水受制则肝木得以平，那么引起痉挛的风邪就自然平息了。况且以前各位御医的治疗已接近病愈，我治疗时恰逢疾病痊愈。"皇帝对他的回答感到很满意，提升他为太医丞，赐给他紫衣官服和金鱼袋。从此皇亲国戚，直到士人百姓之家，都希望请他去诊病，没有闲暇之日。他论述医理，各位年老资深的名医都不能自持己见问难他。不久因病辞官。哲宗皇帝时又召他侍奉于皇宫之内。过了一段时间，又称说有病辞官，皇帝批准告归，于是不再任官。

【原文】

　　乙本有羸疾，性简易，嗜酒，疾屡攻，自以意治之，辄愈。最后得疾，愈甚，乃叹曰："此所谓周痹也，周痹入藏者死，吾其已夫！"已而曰："吾能移之，使病在末。"因自制药，日夜饮之，人莫见其方。居亡何，左手足挛不能用，乃喜曰："可矣！"又使所亲登东山，视菟丝所生，秉火烛其下，火灭处斫之，果得茯苓，其大如斗，因以法啖之，阅月而尽。由此虽偏废，而气骨坚悍，如无疾者。退居里舍，杜门不冠屦，坐卧一榻上，时时阅史书杂说，客至，酌酒剧谈。意欲之适，则使二仆夫舆之，出没闾巷，人或邀致之，不肯往也。病者日造门，或扶携襁负，累累满前。近自邻井，远或百数十里，皆授之药，致谢而去。

【译文】

钱乙原本有旧疾，再加上性情豁达嗜酒，疾病屡屡发作，他自己根据自己的认识治疗，总能治愈。最后一次发病时，疲惫无力得很，于是叹气地说："这就是所谓的周痹证，周痹入脏的话就要死亡，我大概是活到头了吧！"不久又说："我能把病转移，使病局限在四肢。"于是亲自配制药物，日夜饮服，人们没见过他的药方。过了不久，左侧手足拘挛痿废，于是欣喜地说："可以了！"又让他的亲人登上东山，寻视菟丝子生长之地，手持火炬在菟丝子下巡照，在火灭的地点掘取，果然得到茯苓，茯苓像斗一般大，于是按照方法服用，经过一个月服完。从此，虽然左手足偏废，但气壮骨坚，犹如没病的人一样。辞官后隐居在老家房中，关闭房门，不戴帽不穿鞋，坐卧在床上，常常读些史书杂文，好友来访，就饮酒畅谈。想要到某处去，就让两个仆人用轿子抬着他，出入在闾巷之间，如果有人邀请他去，却不肯前往。病人每天登上门来，有的是扶携而来的老弱病人，有的是用襁褓包着而背来的婴儿，病人多得挤满前堂。近的来自邻乡，远的有一百几十里，都给予他们药物，病人致谢后而离去。

【原文】

乙为方博达，不名一师，所治种种皆通，非但小儿医也。于书无不窥，他人靳靳守古，独度越纵舍，卒与法合。尤邃本草，多识物理，辨正阙误。人或得异药，或持异事问之，必为言出生本末，物色名貌，退而考之，皆中。末年挛痹浸剧，其嗜酒喜寒食，皆不肯禁。自诊知不可为，召亲戚诀别，易衣待尽，享年八十二，终于家。所著书有《伤寒论指微》五卷、《婴孺论》百篇。一子早世，二孙今见为医。

【译文】

　　钱乙研究医学广博通达，不拘泥某一师门，所从事的研究门门皆通，不只是一位小儿科医生。对于医书没有什么不阅读，别的医生固执地遵守古法，他却唯独能灵活地辨证施治，最终跟古法相合。尤其精通药物，通晓各种事物道理，能辨别纠正书中的缺漏错误。人们或是得到奇异的药物，或是遇到奇异的事物来请教他，钱乙都能说出详情，回去考证，全都符合。他在晚年挛痹逐渐加剧，而嗜酒、喜用冷食的习惯，都不肯戒除，自我诊断知道不能治愈了，就召来家人亲属诀别，更换上寿衣等待生命结束，享年八十二岁，寿终在自家。他所撰著的书籍有《伤寒论指微》五卷、《婴孺论》百篇。一个儿子过早地去世，两个孙子如今从医。

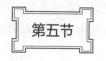

丹溪翁传

【导读】

　　本文节选自《九灵山房集》。作者戴良，元末明初学者。朱丹溪，名震亨，字彦修，元代著名医学家，婺州义乌（今浙江义乌市）赤岸人，因其故居有条美丽的小溪，故名"丹溪"，后世遂尊之为"丹溪翁"或"丹溪先生"。

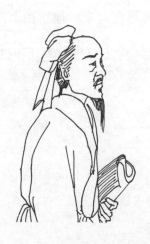

朱丹溪医术高明，为"滋阴派"的创始人，倡导"阳常有余，阴常不足"之说，与刘完素、张从正、李东垣并列为"金元四大家"，在中国医学史上占有重要地位。

【原文】

丹溪翁者，婺之义乌人也，姓朱氏，讳震亨，字彦修，学者尊之曰丹溪翁。翁自幼好学，日记千言。稍长，从乡先生治经，为举子业。后闻许文懿公得朱子四传之学，讲道八华山，复往拜焉。益闻道德性命之说，宏深粹密，遂为专门。一日，文懿谓曰："吾卧病久，非精于医者，不能以起之。子聪明异常人，其肯游艺于医乎？"翁以母病脾，于医亦粗习，及闻文懿之言，即慨然曰："士苟精一艺，以推及物之仁，虽不仕于时，犹仕也。"乃悉焚弃向所习举子业，一于医致力焉。

【译文】

丹溪翁，婺州义乌县人，姓朱，名震亨，字彦修，学医的人们尊称他为丹溪翁。丹溪翁从小好学，每天能记忆千字的课文。渐渐地长大时，跟从乡里的先生学习儒经，修习科举考试的学业。后来听说许文懿先生得到了朱熹第四代传人传授的学说，在八华山讲道授学，便又到那里去拜师求教。进一步领会到关于道德、人性与天理的学说是那样的博大精深、纯正周密，于是就把它作为专门的事业。一天，许文懿对他说："我生病卧床已久，不是精于医学的人，不能够使我康复。你很聪明，超乎常人，愿意从事医学这门技艺吗？"丹溪翁由于母亲患有脾病，对于医学也粗略学过，等到听了许文懿的话，就慷慨地说："读书人如果精通一门技艺，用来推广惠及万物的仁德，即使在当世没有做官，也犹如做官一样为百姓谋福。"于是就完全烧毁抛弃了以前修习的科举考试之学业的书籍，专心地在医学上下起了功夫。

【原文】

　　时方盛行陈师文、裴宗元所定大观二百九十七方，翁穷昼夜是习。即而悟曰："操古方以治今病，其势不能以尽合。苟将起度量，立规矩，称权衡，必也《素》《难》诸经乎！

然吾乡诸医鲜克知之者。"遂治装出游，求他师而叩之。

乃渡浙河，走吴中，出宛陵，抵南徐，达建业，皆无所遇。及还武林，忽有以其郡罗氏告者。罗，名知悌，字子敬，世称太无先生，宋理宗朝寺人，学精于医，得金刘完素之再传，而旁通张从正、李杲二家之说。然性褊甚，恃能厌事，难得意。

翁往谒焉，凡数往返，不与接。已而求见愈笃，罗乃进之，曰："子非朱彦修乎？"时翁已有医名，罗故知之。翁既得见，遂北面再拜以谒，受其所教。罗遇翁亦甚欢，即授以刘、张、李诸书，为之敷扬三家之旨，而一断于经，且曰："尽去而旧学，非是也。"翁闻其言，涣焉无少凝滞于胸臆。居无何，尽得其学以归。

【译文】

当时社会医学风气正在盛行陈师文、裴宗元所校订的《校正太平惠民和剂局方》一书，丹溪翁不分昼夜地研习此书。不久就醒悟了，说："拿着古代的方剂来治疗现在的疾病，那势必不能够完全适合的。如果要建立法度、确立规则、制定标准，必须用《素问》《难经》等经典吧！但我家乡的众多先生中缺少能够通晓它们的人。"于是就打点行装外出旅游求学，寻求别的师傅并请教他们。

　　他渡过了钱塘江，走到了吴中，从宛陵出来，到了南徐，抵达建业，但都没能遇到理想的师傅。等回到杭州，忽然有人把他同郡的罗先生介绍给他。罗先生名叫知悌，字子敬，世人称他为太无先生，是宋理宗时的一名进侍，精通医学，得到了金朝刘完素第二代传人的真传，并且兼通张从正、李杲二家的学说。然而心胸狭隘，依仗才能、厌恶侍奉他人，世人也都很难合乎他的心意。

　　丹溪翁去拜见他，先后往返多次，罗知悌都不跟他见面。但朱丹溪求见更加诚恳了，罗知悌这才接见了他，一见面就说："你就是朱彦修吗？"其时丹溪翁的医术已有一定的名声，所以罗知悌知道他。丹溪翁受到接见之后，就面朝北面正式拜罗为师，接受他的教诲。罗知悌遇到了丹溪翁也很高兴，就把刘完素、李杲、张从正三人所有的书都传给了他，并给他阐发三家学说的要领，不过都一概取决于医经的是非，而且说："完全舍弃你原来学过的医术！因为它们不是正道的东西。"丹溪翁听了他的话，茅塞顿开，在心里也没有一点阻碍不通的问题了。过了不久，就学成归去。

【原文】

翁简悫贞良，刚严介特，执心以正，立身以诚，而孝友之行，实本乎天质。奉时祀也，订其礼文而敬泣之。事母夫人也，时其节宣以忠养之。宁欹于己，而必致丰于兄弟；宁薄于己子，而必施厚于兄弟之子。非其友不友，非其道不道。好论古今得失，慨然有天下之忧。世之名公卿多折节下之，翁为直陈治道，无所顾忌。然但语及荣利事，则拂衣而起。与人交，一以三纲五纪为去就。尝曰：天下有道，则行有枝叶；天下无道，则辞有枝叶。夫行，本也；辞，从而生者也。苟见枝叶之辞，去本而末是务，辄怒溢颜面，若将浼焉。翁之卓卓如是，则医特一事而已。然翁讲学行事之大方，已具吾友宋太史濂所为翁墓志，兹故不录，而窃录其医之可传者为翁传，庶使后之君子得以互考焉。

【译文】

　　丹溪翁为人简朴，诚实谨慎，品行坚贞，待人温和，刚毅庄严，清高不俗；以正直立志自勉，以诚信立身处世；至于孝敬父母、友爱兄弟的品性，实在是出于天性。他供奉常规祭祀的时候，都要考订其礼仪规定并恭敬地哀泣先人；在照料母亲大人方面，能按时调节她的饮食起居等等并尽心尽力地奉养她；宁肯对自己刻薄一些，也一定使兄弟们丰足；宁肯对自己的孩子刻薄一些，也要对兄弟们的孩子给得优厚。他不是适宜的朋友就不去结交，不是正当的道理就不去谈论；喜欢谈古论今，每每慷慨激昂地表现出以天下之忧而忧的气概。当世有名的达官贵人常常屈尊虚心地请教他，丹溪翁给他们坦率地陈说治国治民之道，并无什么顾忌，但是只要谈到荣华名利之事，就生气地起身而去。他跟人交往，用三纲五常作为断交或亲近的标准，曾说：遵行仁道的时候，那么人们的品行就像依着树干而茂盛生长的枝叶一样，根基坚实而淳朴高尚；丧失仁道的时候，那么人们的言论就像没有树干而徒然存在的枝叶一样，缺乏根基而虚美不实。品性，是人的根本；言论，是从它派生出来的东西。他如果听见了虚美不实的言论，看见了舍弃根本而追逐名利的行为，就怒容满面，犹如就要受到玷污似的。丹溪翁就是如此地超群出众，行医仅仅是一个方面的事情罢了。不过他研究理学和做事的大家风范，已全部记载在我的朋友太史宋濂所写的他的墓志中了，所以这里不再记述，而谨记下他的可以流传于世的医学事迹作为他的传记，期望能使后代的君子得以互相参照。

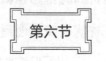

东垣老人传

【导读】

　　本文选自明·李濂编撰的《医史》。本文作者砚坚，元初名士。李东垣又名李杲，字明之，金元时期著名医学家，晚年自号东垣老人，真定(今河北省正定)人。李东垣从师于张元素，是中国医学史上"金元四大家"之一，

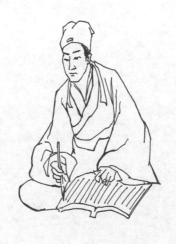

在临床上十分强调脾胃在人体的重要作用，因为在五行当中，脾胃属于中央土，因此李东垣的学说也被称作"补土派"，是中医"脾胃学说"的创始人。

【原文】

东垣老人李君，讳杲，字明之。其先世居真定，富于金财。大定初，校籍真定、河间，户冠两路。君之幼也，异于群儿；及长，忠信笃敬，慎交游，与人相接，无戏言。衢间众人以为欢洽处，足迹未尝到，盖天性然也。朋侪颇疾之，密议一席，使妓戏狎，或引其衣，即怒骂，解衣焚之。由乡豪接待国使，府尹闻其妙龄有守也，讽妓强之酒，不得辞，稍饮，遂大吐而出。其自爱如此。受《论语》、《孟子》于王内翰从之，受《春秋》于冯内翰叔献。宅有隙地，建书院，延待儒士。或不给者，尽周之。泰和中，岁饥，民多流亡，君极力赈救，全活者甚众。

【译文】

东垣老人李先生，名杲，字明之。他的祖先世代住在真定路，家里非常富裕。金朝大定初年，朝廷对真定和河间两路的户籍进行了核对，结果显示出他家的财富在两路当中居于首位。东垣幼年的时候，就跟一般的儿童很不相同；等到长大以后，为人忠诚守信、厚重端庄，对结交朋友的事情非常慎重；跟人相处的时候，没有戏言。众人认为能够欢乐惬意的地方，他的足迹从来没有到过，因为他的天性就是这样。跟他同辈的人有意考验他，就私下商定，备下一桌酒席，在酒席上让妓女轻浮地引逗他玩。开席后有一个妓女就去拉扯他的衣服，他立即恼怒地骂了起来，并脱下衣服烧了。

有一次，他以地方豪绅的身份接待南宋使节时，府里的长官听说他年纪轻轻便很有操守，就用话暗示一个妓女硬让他饮酒。他推辞不过，稍微饮了一点酒，就大吐着退席而出，他就是这样地珍重自己。他跟从翰林王从之学习了《论语》和《孟子》，又跟从翰林冯叔献学习了《春秋》。他家的宅院内有一片空地，就在那里建造了一座书院，用以接待儒士。有的儒士生计艰难，他就全面周济他们。金朝泰和年间，连年发生饥荒，百姓大多外出逃难或被饿死，李先生竭尽全力用钱粮进行救济，保全救活的人很多。

【原文】

母王氏寝疾，命里中数医拯之。温凉寒热，其说异同；百药备尝，以水济水，竟莫知为何证而毙。君痛悼不知医而失其亲，有愿曰："若遇良医，当力学以志吾过！"

闻易水洁古老人张君元素医名天下，捐金帛诣之。学数年，尽得其方法。进纳得官，监济源税。彼中民感时行疫疠，俗呼为大头天行。医工遍阅方书，无与对证者，出己见，妄下之，不效；复下之，比比至死。医不以为过，病家不以为非。君独恻然于心，废寝食，循流讨源，察标求本，制一方，与服之，乃效。特寿之于木，刻揭于耳目聚集之地，用之者无不效。时以为仙人所传，而錾之于石碣。

【译文】

李先生的母亲王氏患了重病卧床不起，让乡里的数名医生救治她。对于是用温药还是用凉药，那些医生的说法各不相同；所有的药都尝遍了，皆无效果，竟然没有人知道是什么病而使得王氏送了命。李先生因不懂医术而失去了他的母亲，十分痛心哀伤，立下誓愿说："如果遇到了良医，我一定要跟他努力学习来弥补我的过错。"

他听说易水县的洁古老人张元素先生，医术闻名天下，就带着金银绸缎去拜见他。学了几年后，全部学到了他的医术。后来向朝廷捐献钱粮买到了一个官职，主管济源县的税务。那里的百姓广泛地患上了流行性传染病，社会上的民众把它叫作"大头天行"。普通医生们查遍了医书，没有跟这种病对症的方子，就根据自己的见解，妄自地给病人泻下，不见有效，就继续给病人泻下，以致病人接连不断地病情加重，直到死亡。医生们都不把这当作过错，病家也不认为不对。唯独李先生在心中深感哀痛，于是废寝忘食地依据病变探讨病因，分析症状探求病根，创制了一个方子，给病人们服下它后，才取得了疗效。李先生特意让人把这个方子雕刻在木板上印刷出来，分别张贴在过往行人聚集的地方让人们抄用，凡用了这个方子的人没有不取得疗效的。当时的人们还以为方子是仙人传授的，就把它雕刻在了石碑上边。

【原文】

君初不以医为名，人亦不知君之深于医也。君避兵汴梁，遂以医游公卿间，其明效大验，具载别书。壬辰北渡，寓东平，至甲辰还乡里。一日，谓友人周都运德父曰："吾老，欲遗传后世，艰其人奈何？"德父曰："廉台罗天益谦父，性行敦朴，尝恨所业未精，有志于学，君欲传道，斯人其可也。"他日，偕往拜之。君一见曰："汝来学觅钱医人乎？学传道医人乎？"谦父曰："亦传道耳。"遂就学，日用饮食，仰给于君。学三年，嘉其久而不倦也，予之白金二十两，曰："吾知汝活计甚难，恐汝动心，半途而止，可以此给妻子。"谦父力辞不受。君曰："吾大者不惜，何吝乎细？汝勿复辞。"君所期者可知矣。临终，平日所著书检勘卷帙，以类相从，列于几前，嘱谦父曰："此书付汝，非为李明之、罗谦父，盖为天下后世，慎勿湮没，推而行之。"行年七十有二，实辛亥二月二十五日也。君殁，迨今十有七年，谦父言犹在耳，念之益新。噫嘻！君之学，知所托矣。

【译文】

　　李先生起初并不是因为医术而出名的，人们也不知道李先生在医学上造诣很深。自从李先生为了躲避战乱到了汴梁以后，才凭着医术在达官贵人之间进行交往。他治病所取得明显疗效的事迹，全都记载在别的书中。他在壬辰年向北渡过了黄河，寄居在东平，到甲辰年才回到了故乡。有一天，对友人周都运德父说："我老了，想把医术传给后世，深感适当的人选难以找到，怎么办呢？"周德父说："廉台县的罗谦甫，品行敦厚朴实，曾为作为事业的医学还不精通而感到遗憾，有志于继续学习。您想要传授医道，这个人大概可以的。"一天，周德父带着罗谦甫一起去拜见李先生，李先生一见到罗谦甫就问道："你来学习是为了做赚钱的医生呢？还是为了做继承和发扬医学的医生呢？"罗谦甫说："只是继承和发扬医学而已。"于是就跟着李先生开始学习。罗谦甫的日常费用和饮食，都是靠李先生提供的。学了三年后，李先生赞赏他能长期坚持而且不知疲倦，送给他二十两银子，说："我知道你生计艰难，担心你意志动摇，半途而废，可以用这些银子来供养你的妻子儿女。"罗谦甫坚决推辞，不愿接受。李先生说："我把大的医道尚且毫无保留地传授给你，哪里会吝惜这小小的钱财呢，你不要再推辞了。"李先生期望的事情就可想而知了。

　　李先生临终的时候，把平常所写的书都校勘好，按照类别排列起来，摆在书案上面，嘱咐罗谦甫说："这些书交给你，不是为了我李明之，也不是为了你罗谦甫，而是为了天下后世的人们。你要小心保存，不要让它失传了，要推广并使它流传下去。"李先生去世时年纪是七十二岁，去世的时间是辛亥年二月二十五日。李先生去世后，到现在已十七年了，罗谦甫每当说起李先生，仍感到他的话就在耳边一样，回想起来更觉清新。啊！先生的学术，的确是得到了可继承的人了。

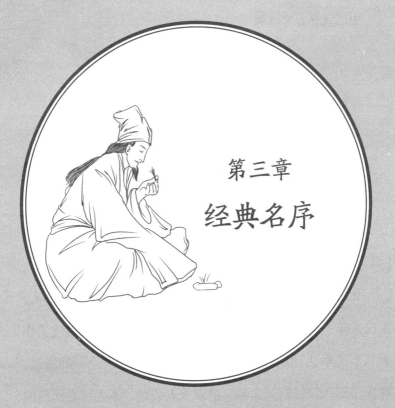

第三章
经典名序

　　眼睛是心灵的窗户，一本书的序言就像是她的眼睛一样。读她，我们就像在看一双清澈的眼睛，从中我们可以读到作者写这本书的意图、意义。在本篇中，我们挑选出了5篇具有代表性的中医经典著作的序言，像被誉为"中医四大经典"的《伤寒论》《黄帝内经·素问注》的序言。还有对古代的医著进行重新修订的著作的序言，如《〈新修本草〉序》肯定了陶弘景《本草经集注》的成就，也指出其存在的问题，阐明重修的意义；再如《〈外台秘要〉序》，驳斥轻视医药而信奉天命的观点；还有一代中医药大家李时珍毕生心血结晶《本草纲目》的序。读一读这些序言，同学们可以感受到古代医家先贤们的大气、执着、用心、严谨！

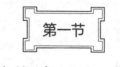

《〈伤寒论〉序》

【导读】

　　本文选自《伤寒论》。作者张机，字仲景，南阳郡人，东汉末年杰出的医学家。本文乃作者自序，扼要地叙述了作者从事医学活动的原因，以及撰写《伤寒杂病论》的经过，痛斥了那些只知钻营名利，追求个人荣势，不去留心医药的

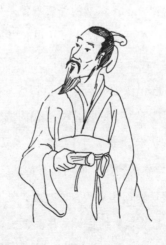

"居世之士"，批评了当时因循守旧、敷衍塞责的医疗作风。

【原文】

余每览越人入虢之诊，望齐侯之色，未尝不慨然叹其才秀也！怪当今居世之士，曾不留神医药，精究方术，上以疗君亲之疾，下以救贫贱之厄，中以保身长全，以养其身；但竞逐荣势，企踵权豪，孜孜汲汲，惟名利是务；崇饰其末，忽弃其本，华其外而悴其内。皮之不存，毛将安附焉？

【译文】

我每次读到《史记·扁鹊仓公列传》中秦越人到虢国去给虢太子诊病时在齐国望齐侯之色的记载，没有一次不激动地赞叹他的才华突出。我就奇怪当今生活在社会上的那些读书人，竟然都不重视医药，不精心研究医方医术，以便对上治疗国君和父母的疾病，对下用来解救贫苦人的病灾和困苦，对自己用来保持身体长久健康，以保养自己的生命；但他们只是争着去追求荣华权势，踮起脚跟仰望着权势豪门，急急忙忙只是致力于追求名利，重视那些次要的身外之物，轻视抛弃养生的根本之道，使自己的外表华贵，而使自己的身体憔悴。皮都不存在了，那么，毛将依附在哪里呢？

【原文】

卒然遭邪风之气，婴非常之疾，患及祸至，而方震栗，降志屈节，钦望巫祝，告穷归天，束手受败。赍百年之寿命，持至贵之重器，委付凡医，恣其所措。咄嗟呜呼！厥身已毙，神明消灭，变为异物，幽潜重泉，徒为啼泣！痛夫！举世昏迷，莫能觉悟，不惜其命。若是轻生，彼何荣势之云哉？而进不能爱人知人，退不能爱身知己，遇灾值祸，身居厄地，蒙蒙昧昧，蠢若游魂。哀乎！趋世之士，驰竞浮华，不固根本，忘躯徇物，危若冰谷，至于是也！

【译文】

有些人一定要等到突然遭受到外来致病因素的侵袭，被不平常的疾病缠绕，病患灾祸临头，方才震惊发抖，甚至降低身份，卑躬屈膝，恭敬地盼望女巫男祝的求神祷告，等到巫祝宣告办法穷尽，就只好归于天命，束手无策地等待死亡。这些人把长久的寿命和最宝贵的身体，交给平庸无能的医生，任凭他们摆布处置。唉！等到他们的身体死亡，精神消失，变成了鬼物，深深地埋在九泉之下，别人只会白白地为他们的死亡哭泣。痛心啊！整个世上的读书人都昏迷糊涂，没有人能清醒明白，也不珍惜自己的生命。像这样地轻视生命，他们还谈什么荣华权势呢？而且，他们即使做了官也不能爱护别人，顾及别人的疾苦；不做官又不能爱护自己，顾及自己的隐患，遇到灾难，碰上祸患，身处在危困的境地，糊涂愚昧，蠢笨得就像没有头脑的废物。悲哀啊！那些在社会上奔波的读书人，追逐着去争夺表面的荣华，不保重身体这个根本，忘记了身体去为权势名利而死，危险得如履薄冰，如临深谷一样，竟达到了这种地步！

【原文】

余宗族素多，向余二百，建安纪年以来，犹未十稔，其死亡者，三分有二，伤寒十居其七。感往昔之沦丧，伤横夭之莫救，乃勤求古训，博采众方，撰用《素问》《九卷》《八十一难》《阴阳大论》《胎胪药录》，并平脉辨证，为《伤寒杂病论》合十六卷，虽未能尽愈诸病，庶可以见病知源，若能寻余所集，思过半矣。

【译文】

我的同宗同族的人口本来很多，从前有两百多人。从建安元年以来，还不到十年，其中死亡的人，有三分之二，而死于伤寒的要占其中的十分之七。我为过去宗族的衰落和人口的丧失而感慨，为早死和枉死的人不能被疗救而悲伤，于是勤奋研求前人的遗训，广泛地搜集很多医方，选用《素问》《灵枢》《八十一难》《阴阳大论》《胎胪药录》等书，并结合辨别脉象和辨别证候的体会，写成了《伤寒杂病论》共十六卷。即使不能全部治愈各种疾病，或许可以根据书中的原理，在看到病证时就能知道发病的根源。如果能运用我编写的这本书的有关内容，那么对于伤寒病的问题，大多数能弄通解决了。

【原文】

夫天布五行，以运万类，人禀五常，以有五藏，经络府俞，阴阳会通，玄冥幽微，变化难极，自非才高识妙，岂能探其理致哉！上古有神农、黄帝、岐伯、伯高、雷公、少俞、少师、仲文，中世有长桑、扁鹊，汉有公乘阳庆及仓公，下此以往，未之闻也。观今之医，不念思求经旨，以演其所知，各承家技，终始顺旧；省疾问病，务在口给；相对斯须，便处汤药；按寸不及尺，握手不及足，人迎趺阳，三部不参，动数发息，不满五十，短期未知决诊，九候曾无仿佛；明堂阙庭，尽不见察。所谓窥管而已。夫欲视死别生，实为难矣。

孔子云：生而知之者上，学则亚之，多闻博识，知之次也。余宿尚方术，请事斯语。

【译文】

自然界分布着五行之气，而运转化生万物。人体秉承着五行之常气，因此才有五脏的生理功能。经、络、府、俞，阴阳交会贯通，其道理玄妙、隐晦、幽深、奥秘，其中的变化真是难以穷尽，假如不是才学高超、见识精妙的人，怎么能探求出其中的道理和意趣呢？上古有神农、黄帝、岐伯、伯高、雷公、少俞、少师、仲文等，中古有长桑君、秦越人，汉代有公乘阳庆、仓公，自此往后到现在，还没听说过有比得上他们的人呢。

看看当今的医生，他们不想思考研求医学经典著作的旨意，用来扩大加深他们所掌握的医学知识，只是各自秉承着家传的医技，始终沿袭旧法；察看疾病，询问病情时，总是致力于花言巧语，只图应付病人；对着病人诊视了一会儿，就处方开药；诊脉时只按寸脉，没有接触到尺脉，只按手部脉，却不按足部脉，人迎、趺阳、寸口三部脉象不互相参考；参照自己的呼吸诊察病人脉搏时，病人脉搏跳动的次数不到五十下就结束诊断，诊脉时间过短不能确定脉象，九处诊脉部位的脉候竟然没有一点模糊的印象；对鼻子、两眉之间及前额，全然不加诊察。这真如人们所说的"以管看天"似的很不全面罢了。这样想要辨识不治之症或判别出可治之症，实在是很难呀！

孔子说：生下来就懂得事理的人是上等的，通过学习而懂得事理的人是第二等的，多方面地聆听求教，广泛地记取事理的人，又次一等。我素来爱好医方医术，请允许我奉行"学而知之"和"多闻博识"这样的话吧！

第二节

《〈新修本草〉序》

【导读】

　　《新修本草》成书于唐代，由苏敬主持编撰，它以陶弘景的《本草经集注》为基础，纠正某些错误，又增益一百二十种药物，收药八百五十种。该序言则由初唐人孔志约参与编辑，其内容首先简述了药物学的起源、发展及其重

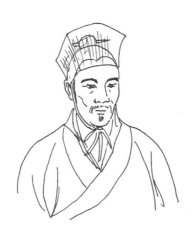

要作用，接着肯定陶弘景《本草经集注》的成就，指出存在的问题，阐明重修的意义，最后说明本书的编写原则及其过程。

【原文】

　　盖闻天地之大德曰生，运阴阳以播物；含灵之所保曰命，资亭育以尽年。蛰穴栖巢，感物之情盖寡；范金揉木，逐欲之道方滋。而五味或爽，时昧甘辛之节；六气斯沴，易愆寒燠之宜。中外交侵，形神分战。饮食伺衅，成肠胃之眚；风湿候隙，构手足之灾。几缠肤腠，莫知救止；渐固膏肓，期于夭折。暨炎晖纪物，识药石之功；云瑞名官，穷诊候之术。草木咸得其性，鬼神无所遁情。刳麝剚犀，驱泄邪恶；飞丹炼石，引纳清和。大庇苍生，普济黔首。功侔造化，恩迈财成，日用不知，于今是赖。岐、和、彭、缓，腾绝轨于前；李、华、张、吴，振英声于后。昔秦政煨燔，兹经不预；永嘉丧乱，斯道尚存。

【译文】

　　听说过天地的最高品德是生，使阴阳运化而繁殖万物；

人们所珍重的是命，赖以无育成长而享尽天年。当远古人们穴居巢处的时候，对物质生活的追求大概很少；到了能制造使用金木等工具时，追求物质欲望的手段日益增加。而饮食五味有败坏，这是不明白对甘、辛等滋味的节制；自然界六气不和，容易使人寒温的失调。人们身体内外受到病邪交相侵袭，形与神分头抵御应战。饮食失常伺隙伤身，造成肠胃的疾患；风湿外淫乘机犯体，构成四肢的病害。病邪轻微缠缚于肌肤时，不知道救疗制止；逐渐凝结于膏肓时，所期待的只是死亡。直到神农氏辨认药物著《本草》，懂得药物的功用；黄帝任命岐伯等做医官，深入研究诊治病候的技术，对于草木等类药物都掌握其性能，像鬼神那样变化多端的病魔无处遁迹藏身。他们剖挖麝香截取犀角，驱除邪恶之疾，炼制神丹妙药，导引吐纳清和之气，广泛地庇护人民，普遍地拯救百姓，其功德等同于大自然，其恩惠超过其他帝王。人们日常使用而不知不觉，直到如今仍然有赖于他们流传下来的学问。岐伯、医和、彭祖、医缓，在前代创立了优异卓绝的功绩；李助、华佗、张机、吴普，又在后世振兴了英名声望。从前秦始皇嬴政焚毁书籍，这些医药书籍不在其列；

经历西晋的永嘉之乱，医道授学仍然存在。

【原文】

梁陶弘景雅好摄生，研精药术。以为《本草经》者，神农之所作，不刊之书也。惜其年代浸远，简编残蠹，与桐、雷众记，颇或踳驳。兴言撰缉，勒成一家，亦以雕琢经方，润色医业。然而时钟鼎峙，闻见阙于殊方；事非金议，诠释拘于独学。至如重建平之防己，弃槐里之半夏。秋采榆人，冬收云实。谬梁米之黄白，混荆子之牡蔓。异繁缕于鸡肠，合由跋于鸢尾。防葵、野狼毒，妄曰同根；钩吻、黄精，引为连类。铅锡莫辨，橙柚不分。凡此比例，盖亦多矣。自时厥后，以迄于今。

虽方技分镳，名医继轨，更相祖述，罕能厘正。乃复采杜蘅于及己，求忍冬于络石。舍陟厘而取藤，退飞廉而用马蓟。承疑行妄，曾无有觉。疾瘵多殆，良深慨叹。

【译文】

梁代陶弘景素好养生，精深研究药物之学，以为《本草经》这部书，是神农氏所著，是不可磨灭删改的作品。可惜它的年代久远，书简残缺虫蚀，跟桐君、雷公等多数作品一样，颇有错杂混乱。他整理编撰《本草经集注》，成为一家之言，可用以深入研究短方，使医药事业润色增光。然而其时正值天下分峙鼎立，他对远方异域的药物见闻阅历尚有欠缺；从事编纂时又未经过广泛讨论，注释说明受到个人独学的局限。以致在著书时偏重建平的防己，遗弃槐里的半夏。谬称秋季采集榆人，冬天收获云实。搞错粱米的黄、白品种，混淆荆子的牡、蔓之分。误称繁缕不同于鸡肠草，把由跋并入鸢尾。对于防葵、狼毒，妄说它们是同根；对于钩吻、黄精，混淆它们为同类。铅锡不辨，橙柚不分。凡此种种类似的例子，已够多了。从此以后，一直延续到如今。

虽然医药分道扬镳各有进展，名医继踵辈出，但大都相互效法前人的陈述，很少能有订正的。竟然又有到及己中去采杜蘅，向络石藤去觅求忍冬，舍弃陟厘却取用荕藤，屏退飞廉而使用马蓟。很多医生对所传承的知识半知半解，疑惑未明，且行为妄谬，毫无觉悟、反省，以致治疗有些疾患时往往酿成险证，实在深可慨叹。

【原文】

既而朝议郎行右监门府长史骑都尉臣苏敬，摭陶氏之乖违，辨俗用之纰紊，遂表请修定，深副圣怀。乃诏太尉扬州都督监修国史上柱国赵国公臣无忌、太中大夫行尚药奉御臣许孝崇等二十二人，与苏敬详撰。窃以动植形生，因方舛性；春秋节变，感气殊功。离其本土，则质同而效异；乖于采摘，乃物是而时非。名实既爽，寒温多谬。用之凡庶，其欺已甚；施之君父，逆莫大焉。

于是上禀神规，下询众议，普颁天下，营求药物。羽、毛、鳞、介，无远不臻；根、茎、花、实，有名咸萃。遂乃详探秘要，博综方术。《本经》虽阙，有验必书；《别录》虽存，无稽必正。考其同异，择其去取。铅翰昭章，定群言之得失；丹青绮焕，备庶物之形容。撰本草并图经、目录等，凡成五十四卷。庶以网罗今古，开涤耳目，尽医方之妙极，拯生灵之性命。传万祀而无昧，悬百王而不朽。

【译文】

不久以前，朝议郎行右监门府长史骑都尉臣苏敬，摘取陶氏著作中的失误，辨明世俗用药的错乱，就上表请求准许修订《本草》，深深符合皇上的心意。于是命令太尉扬州都督监修国史上柱国赵国公臣长孙无忌、太中大夫行尚药奉御臣许孝崇等二十二人，跟苏敬一起细心编撰。我等认为动植物的形态秉性，因地区不同而质地相异；春秋四季节令变更，感受气候不同而功效有别。从离它的产地移植，形质虽同而作用不一；违反采摘季节，其物虽是而时令已非。名称和实质既有差失，寒温等药性也多错乱。将它们用到百姓身上，那是欺人已甚；如果用之于君父长辈，悖逆之罪莫大于此。

于是编撰者们一方面继承神农的规范，一方面征询众人的意见，普遍告示天下四方，搜求各种药物。对羽、毛、鳞、介等类，任何远方的药物无不采到；根、茎、花、实之属，只要有其名称的都加以收集，然后详细探讨其秘奥，广泛联系医术之实际；对《神农本草经》中虽缺而未载的药物，但施用有效就必定记录；对《名医别录》中虽有其说的药物，如无根据必加纠正；考察其或同或异，决定其或舍或取。书中文字清楚明白，评定各家议论的是非得失；彩图绮美鲜艳，详尽画出各种药物的形态状貌。最后编撰成本草以及图经、目录等，总共完成五十四卷，差不多已把古今药物网罗无遗，澄清人们的耳目，穷尽医方的奥妙之极，拯救百姓的生命，能够流传万年不会失色，传布百代不能磨灭。

《〈外台秘要〉序》

【导读】

　　本文作者为王焘，唐代医学家。王焘出身仕宦，爱好医学，于公元752年写成《外台秘要》四十卷。本书汇集了初唐及唐以前的医学著作，对医学文献进行大量的整理，使前人的理论研究与治疗方药全面系统地结合起来，

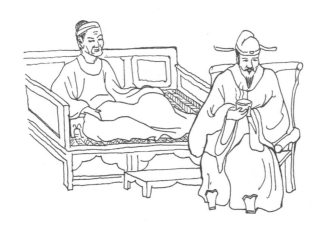

是研究中医治疗学的重要参考书。该序说明了编撰《外台秘要》的原因和经过，并用主客问难的形式，驳斥轻视医药而信奉天命的观点。

【原文】

昔者农皇之治天下也，尝百药，立九候，以正阴阳之变沴，以救性命之昏札，俾厥土宇用能康宁，广矣哉。洎周之王，亦有冢卿，格于医道，掌其政令，聚毒药以供其事焉，岁终稽考而制其食，十全为上，失四下之。

我国家率由兹典，动取厥中，置医学，颁良方，亦所以极元气之和也。夫圣人之德，又何以加于此乎？故三代常道，百王不易，又所从来者远矣。自雷、岐、仓、缓之作，彭、扁、华、张之起，迨兹厥后，仁贤间出，岁且数千，方逾万卷，专车之不受，广厦之不容。然而载祀绵远，简编亏替，所详者虽广，所略者或深，讨简则功倍力烦，取舍则论甘忌苦。永言笔削，未暇尸之。

【译文】

古代神农氏治理天下，亲自口尝各种草药，确立三部九候的诊法，并且考定气血阴阳变化的特征，用来疗救生命的夭死，使其领地上的人民，因此能寿康安宁，恩德真是广大啊！到周朝统一天下，也有冢宰穷究于医疗技术，掌管医药行政措施与法令，聚集储备药物来供给医疗工作的需要，到年底就考核医生的医疗成绩而制定他们俸禄的等级，十治十愈为上等，治十误四为下等。

我大唐国家遵从这一准则，常常从中取法，设置医学机构，颁布济世良方，也是用来使人民享尽天年。即使圣人的恩德，又岂能超过此事呢？因此，三代的法纪，历代帝王是不改变的，这又是从古以来很久远的事了。自从雷公、岐伯、仓公、医缓先后问世，巫彭、扁鹊、华佗、张机相继而起，从此以后，德才兼备的医家不断出现，将近数千年来，方书超过了万卷，大车装不下，大屋容不下。然而年代久远，书籍残缺不全，详细论述的，其医学内容虽然广大，但简略论述的，却也有很深奥的。探求简册就会花费成倍的功夫和很大的气力，要对这些书籍进行选择取舍，就得考虑其中的艰苦。我总是在说要对这些医籍进行校勘整理，可又总是没有时间来主持其事。

【原文】

余幼多疾病，长好医术，遭逢有道，遂蹑亨衢。七登南宫，两拜东掖，便繁台阁二十余载，久知弘文馆图籍方书等，由是睹奥升堂，皆探其秘要。以婚姻之故，贬守房陵，量移大宁郡，提携江上，冒犯蒸暑，自南徂北，既僻且陋，染瘴婴疴，十有六七，死生契阔，不可问天，赖有经方仅得存者，神功妙用，固难称述，遂发愤刊削，庶几一隅。

凡古方纂得五六十家，新撰者向数千百卷，皆研其总领，核其指归，近代释僧深、崔尚书、孙处士、张文仲、孟同州、许仁则、吴升等十数家，皆有编录，并行于代，美则美矣，而未尽善。何者？各擅风流，递相矛盾，或篇目重杂，或商较繁芜。今并味精英，铃其要妙，俾夜作昼，经之营之，捐众贤之砂砾，掇群才之翠羽，皆出入再三，伏念旬岁，上自炎昊，迄于圣唐，括囊遗阙，稽考隐秘，不愧尽心焉。

【译文】

　　我幼年常生疾病，长大以后就爱好医术，又遇上政治清明的时代，于是迈入仕途，官运亨通。我先后七次在尚书省供职，两次受官在门下省，多次供职在尚书、门下二省二十多年，长期执掌弘文馆的图籍方书等事，由此可以进馆察看研阅蕴涵深奥道理的医书，都要探求其中的秘密枢要、奥旨精义。后因婚姻的缘故，我被贬去任房陵刺史，后因大赦，近移到山西大宁郡任太守。当时我携带家人沿江而上，冒犯闷热的暑气，从南到北，既偏远又荒陋，全家感染瘴气而得病的人有十分之六七。这种死生离合的惨状，责问上天又有什么用呢！依靠古典医籍中流传下来的方剂，才得以活命。那些方剂的神功妙用，当然很难详细叙述，于是我就发愤编辑整理，希望能起到举一反三的作用。

　　我总计搜集编纂了五六十位大医家所著的古方，还搜集了新撰写的今方接近数千百卷，都要研求它们的主旨，考核这些方书的意向。还有近代的释僧深、崔尚书、孙处士、张文仲、孟同州、许仁则、吴升等数十位大医家，都有著作，同时流传于世。这种情况好是好，但是不够完善，为什么呢？因为他们每个人都在自己的著作中任意施展自己的风采，造成彼此说法不一致，互相抵触等问题。有的篇名题目重复混杂，有的研讨比较过于烦琐杂乱。现在我把它们汇集起来，研究品味其中的精华，把握其要言妙道；夜以继日，对上述各家的文献资料进行编次整理，除去各家著作中无用的内容，选取各家著作中的精华，都经过反复筛选，暗自思考了一年时间，上自神农氏、伏羲氏，一直到今之圣唐，搜罗遗漏短缺的文字，考查深奥难懂的含意。我对于这件事尽心尽意，可算是无愧了。

【原文】

客有见余此方曰："嘻，博哉！学乃至于此邪？"余答之曰："吾所好者寿也，岂进于学哉？至于遁天倍情，悬解先觉，吾常闻之矣。投药治疾，庶几有瘳乎？"又谓余曰："禀生受形，咸有定分，药石其如命何？"吾甚非之，请论其目："夫喜怒不节，饥饱失常，嗜欲攻中，寒温伤外，如此之患，岂由天乎？夫为人臣，为人子，自家刑国，由近兼远，何谈之容易哉？则圣人不合启金滕，贤者曷为条玉版？斯言之玷，窃为吾子羞之。"客曰："唯唯。"

【译文】

　　有一个朋友见到我这本《外台秘要方》说："啊！内容真广博呀！学问竟然达到这种地步啊。"我回答他说："我所爱好的是健康长寿，或许要比学问更进一步吧！至于追求长寿是违背天理人情，洞察人世比别人早，超越生死祸福而对死生哀乐无动于心，我曾经听说过这些说法了。但吃药治病，也许能恢复人的元气吧！"他又对我说："禀受天地自然之气而成生命形体，都有固定的气数命运，药物能对生命怎么样呢？"我认为他的说法很不对，就详细论述其中的细节："喜怒没有节制，饥饱违背规律，嗜好欲望从体内伤害，寒热之邪从外部伤害，像这样的病患，难道是由于自然吗？作为人臣、作为人子，从治家到治国，由近到远，怎么说起来就那么容易呢？如果圣人不打开金匮，那么贤人怎么能将周公祝策分条刻于玉版之上流传下来呢？您讲出这种错误的话，我私下里为您感到害羞。"朋友说："对对。"

【原文】

呜呼！齐梁之间，不明医术者，不得为孝子，曾、闵之行，宜其用心。若不能精究病源，深探方论，虽百医守疾，众药聚门，适足多疑，而不能一愈之也。主上尊贤重道，养寿祈年，故张、王、李等数先生继入，皆钦风请益，贵而遵之。故鸿宝金匮、青囊绿帙，往往而有，则知日月所照者远，圣人所感者深。至于啬神养和、休老补病者，可得闻见也。余敢采而录之，则古所未有，今并缮辑，而能事毕矣。若乃分天地至数，别阴阳至候，气有余则和其经渠以安之，志不足则补其复溜以养之，溶溶液液，调上调下。吾闻其语矣，未遇其人也。不诬方将，请俟来哲。

其方凡四十卷，名曰《外台秘要方》，非敢传之都邑，且欲施于后贤，如或询谋，亦所不隐。

是岁天宝十一载，岁在执徐，月之哉生明者也。

【译文】

　　唉！在南朝的齐梁时期，不通晓医术的人是不能称为孝子的，像孔子的弟子曾参、闵损一向以孝行著称的人，如果生活在齐梁时期，也须用心于医术。如果不能精细地研究病源，深入地探讨医方医论，即使有一百个医生看守着病人，各种药物收集在家门，也只能是多增加一些疑惑，而不能把病人治好一点儿。当今皇上尊重贤才，重视医道，颐养寿命而祈求长生，因此有张、王、李等数位先生相继入朝，皇上都以钦敬的态度向他们请教，把他们的教导看得很宝贵而且加以遵从。所以养生、医术、卜筮之书，处处都有，人们才知道这些著作就像太阳月亮一样普照广远，圣人对人们的感化作用是很深的。至于爱惜精神，保养身心，使老人休养安逸，使病人得到救治，是可以经常听到和看到的。我冒昧地采集这些养生、医药、卜筮之书，而且把它们摘录下来，古本没有的内容，现在全都抄写整理，因而我自己所能做的事也就完毕了。至于区分天地阴阳的规律，辨别疾病阴阳、表里、虚实的属性，如肺邪气实就调理病人的经渠穴来使他平安，肾气虚就调补他的复溜穴来补养他，根据体内变化着的阴阳虚实的病机，及时采取适当的针法进行上下调理。对于这样的情况我是听说过，而这样的人没有遇到过。对于这些事，我不敢欺骗正在学医的人，只好等待未来高明的人决断了。

这本方书共四十卷，名叫《外台秘要》，我不敢奢望它能流传到京城，只要能施用于后世的贤者就行了，如果有人来咨询此书，我也不会隐瞒。

这一年是天宝十一年（752），太岁在辰，三月初三。

《〈黄帝内经·素问注〉序》

【导读】

本文作者王冰，唐代中期医学家。《素问》一书，传至唐代，纰缪甚多，内容混乱，影响授学和施用。鉴于此书的重要性，王冰遂立志询访搜求诸本，编次整理达十二年之久，对古典医籍的整理保存做出了不可磨灭的贡献。

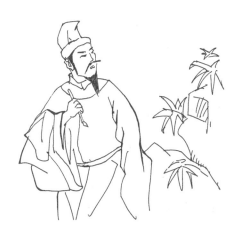

【原文】

夫释缚脱艰，全真导气，拯黎元于仁寿，济羸劣以获安者，非三圣道，则不能致之矣。孔安国序《尚书》曰："伏羲、神农、黄帝之书，谓之三坟，言大道也。"班固《汉书·艺文志》曰："《黄帝内经》十八卷。"《素问》即其经之九卷也，兼《灵枢》九卷，乃其数焉。虽复年移代革，而授学犹存。惧非其人，而时有所隐，故第七一卷，师氏藏之，今之奉行，惟八卷尔。然而其文简，其意博，其理奥，其趣深。天地之象分，阴阳之候列，变化之由表，死生之兆彰。不谋而遐迩自同，勿约而幽明斯契。稽其言有征，验之事不忒。诚可谓至道之宗，奉生之始矣。

【译文】

要想解除疾病的束缚和痛苦，保全真精，通导元气，拯救百姓，使其长寿，帮助体弱多病的人获得安康，不是三圣的学说，就不能达到这个目的。孔安国为《尚书》作序说："伏羲、神农、黄帝的著作，称作三坟，是讲述重要道理的。"班固《汉书·艺文志》说："《黄帝内经》十八卷。"《素问》就是《内经》中的九卷，加上《灵枢》九卷，便是《内经》的卷数。虽然历经年岁推移，朝代变革，但是对《内经》的传授和学习依然存在。由于担心学习者不是适合的人，因而时常有秘藏不授的内容，所以对于第七卷，主管教育的官员隐藏了它，现在遵行的本子只有八卷了。虽然这样，但是《素问》的文字简约，内容广博，道理奥妙，含意深远，天地的现象分清，阴阳的征候列举，变化的缘由表述，死生的预兆显示。这些道理，未曾商量却远近相同，不用约定但无形的事物和有形的事物都符合。查核它的言论有证据，检验它在具体事物上没有差错，确实可以称得上最高学说的根本，养生之道的基础。

【原文】

假若天机迅发，妙识玄通，藏谋虽属乎生知，标格亦资于诂训，未尝有行不由径、出不由户者也。然刻意研精，探微索隐，或识契真要，则目牛无全。故动则有成，独鬼神幽赞，而命世奇杰，时时间出焉。则周有秦公，汉有淳于公，魏有张公、华公，皆得斯妙道者也。咸日新其用，大济蒸人，华叶递荣，声实相副。盖教之著矣，亦天之假也。

【译文】

假如天资敏捷聪颖，便能通晓玄妙的道理，完备的见解虽然属于生而知之的人，但是对经文的正确理解也要借助前人的训解，未曾有行走不遵循道路、出入不经过门户的人。只要专心致志，精深研究，探索微妙深奥的含义，一旦领悟了《素问》的精义要旨，那么就会达到像庖丁解牛一样"目无全牛"的高深境界，所以治病时往往会取得成效，好像鬼神在暗中相助一样，因而闻名于世的杰出医家陆陆续续地出现。如周代有秦越人，汉代有淳于意，魏时有张仲景、华佗，都是掌握《素问》奥妙道理的人。他们都能使医学的效用不断更新，普遍地救助民众，好像鲜花绿叶递相繁荣，声名和实际相符。这大概是医学教育的显著成果，也是上天的资助吧。

【原文】

　　冰弱龄慕道，夙好养生，幸遇真经，式为龟镜。而世本纰缪，篇目重叠，前后不伦，文义悬隔，施行不易，披会亦难。岁月既淹，袭以成弊。或一篇重出，而别立二名；或两论并吞，而都为一目；或问答未已，别树篇题；或脱简不书，而云世阙。重《经合》而冠《针服》，并《方宜》而为《咳篇》；隔《虚实》而为《逆从》，合《经络》而为《论要》；节《皮部》为《经络》，退《至教》以先《针》。诸如此流，不可胜数。

　　且将升岱岳，非径奚为？欲诣扶桑，无舟莫适。乃精勤博访，而并有其人。历十二年，方臻理要，询谋得失，深遂夙心。时于先生郭子齐堂，受得先师张公秘本，文字昭晰，义理环周，一以参详，群疑冰释。恐散于末学，绝彼师资，因而撰注，用傅不朽。兼旧藏之卷，合八十一篇二十四卷，勒成一部。冀乎究尾明首，寻注会经，开发童蒙，宣扬至理而已。

【译文】

　　我年轻时就仰慕医道，一向喜好养生，有幸接触《素问》这部真经，就用作借鉴。然而传世的版本有错误，篇目重复，前后没有条理，文义相差甚远，施行运用不易，阅读领会也困难。岁月已久，沿袭而成弊端。有的一篇重复出现，而另外立两个篇名；有的两篇合并一起，而总括为一个篇名；有的问答没有完结，而另外设立篇名；有的书简脱失未加写明，而说是历代残缺。重合《经合》篇，在前面前加上《针服》的篇名，把《异法方宜论》并入《咳论》篇；割裂《通评虚实论》而并入《四时刺逆从论》，把《诊要经终论》并入《玉版论要》；分解《皮部论》而加入《经络论》，把有至教内容的《上古天真论》放在后面，而把论述针法的诸篇列在前面。诸如此类，不可尽数。

将登泰山，没有路径怎么到达？要去扶桑，没有舟船不能前往。于是我精心努力广泛寻访，就发现诸多占有《素问》资料的医家。经过十二年，方才掌握条理要领，探讨收获之处，深感实现了夙愿。当时在郭先生的书房里，我获得先师张公秘藏的版本，文字清楚，内容完备，就逐一参验诸本，众多疑难问题像冰融化一样地消除。我恐怕此书被后学者散失，断绝他们授学的依据，于是就撰写注文，以便使它流传不朽。加上我原来收藏的卷帙，共计八十一篇二十四卷，汇集成一部书。希望人们探明前后文义，研究注释领会经文，启发初学的人，宣扬高深的医理。

【原文】

其中简脱文断，义不相接者，搜求经论所有，迁移以补其处；篇目坠缺，指事不明者，量其意趣，加字以昭其義。篇论吞并，义不相涉，阙漏名目者，区分事类，别目以冠篇首；君臣请问，礼仪乖失者，考校尊卑，增益以光其意；错简碎文，前后重叠者，详其指趣，削去繁杂，以存其要；辞理秘密，难粗论述者，别撰《玄珠》，以陈其道。凡所加字，皆朱书其文，使今古必分，字不杂糅。庶厥昭彰圣旨，敷畅玄言，有如列宿高悬，奎张不乱，深泉净滢，鳞介咸分。君臣无天枉之期，夷夏有延龄之望。俾工徒勿误，学者惟明，至道流行，徽音累属，千载之后，方知大圣之慈惠无穷。

时大唐宝应元年岁次壬寅序。

【译文】

对于其中书简脱落，文字断缺，意义不相连贯的地方，我就搜求经文中有关的内容，迁移来补充其处；对于篇名缺漏，所指事理不明确的地方，我就斟酌它的内容要旨，增加文字来使其义明晰；对于篇论合并不分，意义互不相关，缺漏篇名的地方，我就区分内容的类属，另加篇名放在该篇之前；对于君臣问答，礼仪错失的地方，我就考校地位的尊卑，增添文字来使其文义显明；对于书简错杂和文字零乱及前后互相重复的地方，我就详审经文的要旨，删掉繁杂的部分，来保存其中的要点；对于文辞义理奥秘，难以粗略论述的地方，我就另撰《玄珠》一书，来陈述其中的道理。凡是添加的文字，都用红色书写，使今本和原本务必区分，文字不相混杂。这样或许能使圣人的旨意显明，使深奥的理论得到全面陈述阐发，有如众星宿高悬天际，奎宿和张宿次序不乱，又如深泉清净明澈，鱼类和甲壳类动物全能分辨。精研此书可使国君臣下和各族人民没有意外死亡的可能，而有延长寿命的期望。使医生不出差错，学习医道的人明白医理，使高明的医理流行传布，百姓健康的福音接连不断，千年之后，人们才知道古代大圣的仁慈恩惠没有穷尽。

这是在大唐宝应元年岁值壬寅作的序。

《〈本草纲目〉序》

【导读】

　　《本草纲目》是由明朝伟大的医药学家李时珍，为修改古代医书中的错误而编，他以毕生精力，亲历实践，广收博采，对本草学进行了全面的整理总结，历时 30 余年编成。本文是由明代著名文学家、史学家王世贞所创

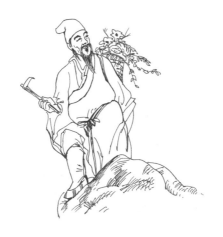

作的序言。

【原文】

纪称：望龙光，知古剑；觇宝气，辨明珠。故萍实商羊，非天明莫洞。厥后博物称华，辨字称康，析宝玉称倚顿，亦仅仅晨星耳。

楚蕲阳李君东璧，一日过予弇山园谒予，留饮数日。予观其人，睟然貌也，癯然身也，津津然谭议也，真北斗以南一人。解其装，无长物，有《本草纲目》数十卷。谓予曰："时珍，荆楚鄙人也，幼多羸疾，质成钝椎，长耽典籍，若啖蔗饴。遂渔猎群书，搜罗百氏。凡子史经传，声韵农圃，医卜星相，乐府诸家，稍有得处，辄著有数言。古有《本草》一书，自炎皇及汉、梁、唐、宋，下迨国朝，注解群氏旧矣，第其中舛缪差讹遗漏，不可枚数。乃敢奋编摩之志，僭纂述之权。岁历三十稔，书考八百余家，稿凡三易。复者芟之，阙者缉之，讹者绳之。旧本一千五百一十八种，今增药三百七十四种，分为一十六部，著成五十二卷，虽非集成，亦粗大备，僭名曰《本草纲目》。愿乞一言，以托不朽。"

【译文】

据古书上的记载，望见龙泉宝剑的光气，就知道这古剑所在的地方；看见宝气，便知有明珠的存在。对于萍实（一种大的果实）和商羊（鸟名）这样的吉祥之物，不是聪明人是不会认识的。要论广泛了解事物的人，应当推张华；要论能明辨字义的人，应当说是嵇康；要论善于分辨宝玉的人，应当说是倚顿。但是这些人只能算是早晨的星星。

湖北蕲阳有个叫李时珍的，我在江苏太仓县隆福寺西的山中与他相遇，一起饮酒几日。我仔细观察他，面貌润泽而有光彩，清瘦而有精神，说话有风趣的样子。在北斗星以南的人间，李时珍算得上第一号人物了。他打开行装，没有多余的东西，只有一部数十卷的《本草纲目》，对我说道："时珍是湖北人，幼小多病，天生笨拙，长大以后爱读古典著作，就像吃到了蜜糖一样，于是就广泛阅读群书，搜罗百家著述，凡阅览子、史、经、传、声韵、农圃、医卜、星相、乐府等诸家后，有心得就写下来。原来有一本《本草》书，从神农氏开始，自汉、梁、唐、宋，下至今朝，注解这部书的很多，但是，其中差错和伪论不在少数。于是我就大胆冒昧发起编集的想法，不自量力地担当起撰述本书的工作。经过了三十多年的努力，参考了八百多部书籍，稿件修改了三次，将重复的删去，缺少的加上，错误的纠正。旧的《本草》载药1518种，现又增加374种，分为16部，编著成52卷，虽然未完成，也基本上全了，署名《本草纲目》。我希望您给拙书作序，以使其成为不朽之作。"

【原文】

予开卷细玩，每药标正名为纲，附释名为目，正始也。次以集解、辩疑、正误，详其土产形状也；次以气味、主治、附方，著其体用也。上自坟典，下及传奇，凡有相关，靡不备采。如入金谷之园，种色夺目；如登龙君之宫，宝藏悉陈；如对冰壶玉鉴，毛发可指数也。博而不繁，详而有要，综核究竟，直窥渊海。兹岂仅以医书觑哉，实性理之精微，格物之通典，帝王之秘录，臣民之重宝也。

李君用心，加惠何勤哉。噫，碔玉莫剖，朱紫相倾，弊也久矣。故辨专车之骨，必俟鲁儒；博支机之石，必访卖卜。予方著《弇州卮言》，恚博古如《丹铅卮言》后乏人也，何幸睹兹集哉。兹集也，藏之深山石室无当，盍锲之，以共天下后世味《太玄》如子云者？

【译文】

我打开书卷仔细研究，见每一种药标明正名为"纲"，别名为"目"，从正名开始，按次序叙述集解、分辨疑惑、纠正错误，还有详细描述土产植物形状；再按气味、主治、附方，说明功用。上自古代典故，下到民间传奇，凡是跟药相关的没有记述不到的。就像进入了金谷之园，品种多样，色彩夺目；又像登上了皇宫宝殿，宝藏都能看得清楚；像是冰壶玉雕般，精致极了。此书多而不杂，详细却有要点，综括核实研究透彻，直看到事物的本质。这怎么能仅仅是医书呢，实在是阐述生命精湛道理、解释万物的大典，帝王的秘录，百姓的重宝。

李时珍用心良苦，造福于人，多么的辛勤呀！宝玉不剖，真假不辨的时弊太久了。所以，辨别要用整辆车子才载得动的一节大骨头，必须等待孔子；要认识织女星的支机石，必须访问卖卜的严君平。我正著《弇州卮言》，正在可惜世间再没有像《丹铅卮言》的作者一样博古的人了，突然看到这部《本草纲目》，这是多么幸运哇！让这部书藏在深山石洞中是不恰当的，何不把它刻印出来，以供天下后世钻研，就像对杨雄研著的《太玄经》一样呢？

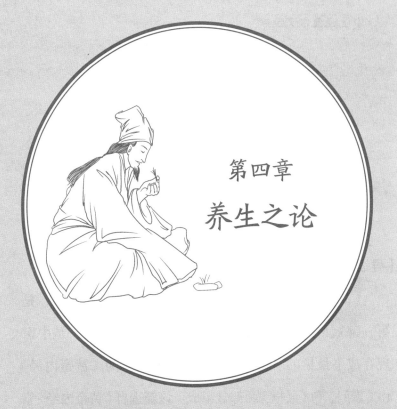

第四章
养生之论

　　我们往往过多强调了理想与奋斗，而忽略了健康的作用。如毛主席所说："身体是革命的本钱！"一个人要想做成一件事，必须具有多方面的素质，要勇往直前、意志坚强，要有胆有识、有勇有谋……但所有这些都必须依托于一个前提条件——健康的体魄。只有拥有健康的体魄，你才会做好，才会做得更好。在本篇中，我们节选了一些脍炙人口的论著。这些论著，会让我们明白时光的短暂与健康的重要。事实上，健康的体魄对于青少年尤为重要。没有好身体，何谈理想？身体孱弱，如何奋斗？所以，请同学们认真读一读本篇中的文选，让身强体健的观念深植心中，这将使我们受益终生。

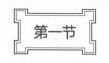

上古天真论

【导读】

　　《黄帝内经》是中国传统医学四大经典著作之一，是第一部冠以中华民族先祖"黄帝"之名的巨著，是中医现存成书最早的一部医学典籍。现通行本的《黄帝内经》由《素问》和《灵枢》两部分组成。该篇选自《黄帝内经·素

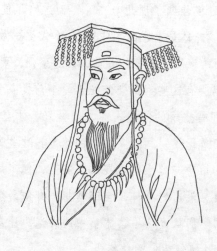

问》，是《素问》的第一篇。本文以传说的"上古真人寿敝天地"为主要论点，着重讨论养生长寿的意义和方法，以及肾藏五脏精气，五脏精气在人的生长、壮盛、衰老、终亡中起着重要的作用，并引证传说的真人、圣人、至人、贤人为例，以说明不同养生方法的不同效果。

【原文】

　　昔在黄帝，生而神灵，弱而能言，幼而徇齐，长而敦敏，成而登天。乃问于天师曰：余闻上古之人，春秋皆度百岁，而动作不衰；今时之人，年半百而动作皆衰者。时世异耶？人将失之耶？

【译文】

　　当初黄帝，生下来就十分聪慧，与众不同，三岁时已经能说会道，十岁时对周围事物有很强的理解力，长大后诚朴又敏达，到成年时当上天子。他向天师岐伯请教道："我听说上古时代的人，都能活到一百岁，而且行动还没有衰老的现象；现在的人，才到五十岁，行动就已经衰老了，这是时代变迁造成的呢？还是现在人违背了养生规律造成的呢？”

【原文】

岐伯对曰：上古之人，其知道者，法于阴阳，和于术数，食饮有节，起居有常，不妄作劳，故能形与神俱，而尽终其天年，度百岁乃去。今时之人不然也，以酒为浆，以妄为常，醉以入房，以欲竭其精，以耗散其真，不知持满，不时御神，务快其心，逆于生乐，起居无节，故半百而衰也。

夫上古圣人之教下也，皆谓之虚邪贼风，避之有时，恬惔虚无，真气从之，精神内守，病安从来。是以志闲而少欲，心安而不惧，形劳而不倦，气从以顺，各从其欲，皆得所愿。故美其食，任其服，乐其俗，高下不相慕，其民故曰朴。是以嗜欲不能劳其目，淫邪不能惑其心，愚智贤不肖不惧于物，故合于道。所以能年皆度百岁而动作不衰者，以其德全不危也。

【译文】

岐伯回答说："上古时代的人，大都了解养生的道理，所以能效法于阴阳之道，并采用各种养生方法来保养身体，饮食有节制，作息有规律，不轻易使身心透支，因而能够使形体和精神协调，活到他们应该到的寿数，到一百岁以后才去世。现在的人就不同了，把酒当作浆水一样纵饮无度，经常沉迷于荒乱的生活中，乘着酒兴纵意房事，因过度贪图色欲而耗竭精气，造成真元败散。正是由于不懂得要保持旺盛的精气，不知依照时节驾驭心神，贪图一时的快意，背弃了养生的道理而追求无度的欢乐，生活全无规律，所以才到五十岁就衰老了。

"上古的圣人经常教导他的人民：对一年四季中的各种病邪，要根据节气的变化而谨慎躲避；同时在思想上要安闲清静，不贪不求，使体内真气和顺，精神内守，这样疾病又怎么会侵袭你呢？所以那时的人都能心态安闲少欲望，心境安定不忧惧，形体劳动而不疲倦，真气从容而顺调，每个人都感到自己的愿望得到了满足，所以都能以自己所食用的食物为甘美，所穿着的衣服为舒适，所处的环境为安乐，不因地位的尊卑而羡慕嫉妒，这样的人民才称得是朴实。对这些朴实的人民来讲，嗜欲又怎能干扰他们的视听？淫乱邪论也不能扰乱他们的心态，无论是愚笨的、聪明的，或者是有才能的、能力差的，都能追求内心的安定，而不汲汲于外物的获得或丧失，所以能符合养生之道。因此，年龄都超过一百岁，但行动不显衰老，是因为他们全面掌握了养生之道，才能避免身体受到伤害的缘故啊！"

【原文】

帝曰：人年老而无子者，材力尽邪？将天数然也？

岐伯曰：女子七岁肾气盛，齿更发长；二七而天癸至，任脉通，太冲脉盛，月事以时下，故有子；三七肾气平均，故真牙生而长极；四七筋骨坚，发长极，身体盛壮；五七阳明脉衰，面始焦，发始堕；六七三阳脉衰于上，面皆焦，发始白；七七任脉虚，太冲脉衰少，天癸竭，地道不通，故形坏而无子也。丈夫八岁肾气实，发长齿更；二八肾气盛，天癸至，精气溢泻，阴阳和，故能有子；三八肾气平均，筋骨劲强，故真牙生而长极；四八筋骨隆盛，肌肉满壮；五八肾气衰，发堕齿槁；六八阳气衰竭于上，面焦，发鬓斑白；七八肝气衰，筋不能动；八八天癸竭，精少，肾脏衰，形体皆极，则齿发去。肾者主水，受五脏六腑之精而藏之，故五脏盛，乃能泻。今五脏皆衰，筋骨解堕，天癸尽矣，故发鬓白，身体重，行步不正，而无子耳。

【译文】

黄帝问："人年老了就不能生育，这是因为精力枯竭了呢，还是自然生长发育的规律导致的必然结果呢？"

岐伯说："人的生理过程是这样的：女子到七岁，肾气已经充盛，牙齿更换，头发生长；十四岁，天癸发育成熟，任脉通畅，太冲脉旺盛，月经按时行动，所以能怀孕生育；二十一岁，肾气充满，智齿长出，生长发育期结束；二十八岁，这是身体最强壮的阶段，筋肉骨骼强健坚固，头发长到极点；到了三十五岁，身体开始衰老，首先是阳明脉衰退，面容开始枯焦，头发也会脱落；四十二岁，上部的三阳脉衰退，面容枯焦憔悴，头发开始变白；

到了四十九岁，任脉空虚，太冲脉衰微，天癸枯竭，月经断经，所以形体衰老，不再有生育能力。男子到八岁，肾气充实起来，头发开始茂盛，乳齿也更换了；十六岁时，肾气旺盛，天癸产生，精气满溢而能外泄，两性交合，就能生育子女；二十四岁，肾气充满，筋肉骨骼强劲，真牙生出，牙齿长全，生长发育期结束；三十二岁，这是身体最强壮的阶段，筋骨粗壮，肌肉丰盛；到了四十岁，肾气开始衰退，头发脱落，牙齿开始枯槁；四十八岁，人体上部阳明经气衰竭，面容枯焦，发鬓斑白；五十六岁，肝气衰，筋骨活动不便；到了六十四岁，天癸枯竭，精气少，肾脏衰退，形体衰惫，牙齿和头发脱落。肾是人体中主管水的脏器，能接受五脏六腑的精气并贮藏起来，所以只有五脏旺盛，肾脏才有精气排泄。老年人年纪大了，五脏都已衰退，筋骨懈怠无力，天癸也完全枯竭，所以发鬓斑白，身体沉重，步态不稳，不再有生育的能力。"

【原文】

帝曰：有其年已老而有子者，何也？

岐伯曰：此其天寿过度，气脉常通，而肾气有余也。此虽有子，男不过尽八八，女不过尽七七，而天地之精气皆竭矣。

帝曰：夫道者年皆百数，能有子乎？

岐伯曰：夫道者能却老而全形，身年虽寿，能生子也。

黄帝曰：余闻上古有真人者，提挈天地，把握阴阳，呼吸精气，独立守神，肌肉若一，故能寿敝天地，无有终时，此其道生。中古之时，有至人者，淳德全道，和于阴阳，调于四时，去世离俗，积精全神，游行天地之间，视听八达之外，此盖益其寿命而强者也，亦归于真人。其次有圣人者，处天地之和，从八风之理，适嗜欲于世俗之间，无恚嗔之心，行不欲离于世，被服章，举不欲观于俗，外不劳形于事，内无思想之患，以恬愉为务，以自得为功，形体不敝，精神不散，亦可以百数。其次有贤人者，法则天地，象似日月，辨列星辰，逆从阴阳，分别四时，将从上古合同于道，亦可使益寿而有极时。

【译文】

黄帝又问："有的人年纪已经很大，但仍然能生育子女，这是什么道理呢？"

岐伯说："这是因为他先天禀赋超常，气血经脉能保持通畅，而且肾气有余的缘故。不过，这种人虽然能较长时间保持生育能力，但一般男子不会超过六十四岁，女子不会超过四十九岁。到这个时候，天地所赋予的精气都已竭尽，也就不再有生育能力了。"

黄帝说："那些掌握了养生之道的，年龄超过一百岁，还能不能有生育能力呢？"

岐伯回答说："掌握了养生之道的人能延缓衰老，保持肌体的旺盛，年寿虽然已高，仍然有生育能力。"

黄帝说："我听说上古时代有一种叫真人的，他能把握天地自然变化之机，掌握阴阳消长之要，吐故纳新，保养精气，精神内守，超然独立，肌肉形体，永远不变，所以能与天地同寿，永无终结。这是因为契合养生之道，因而能够长生。中古时代有一种叫至人的，他有淳厚的道德，并懂得一套完整的养生方法，能应和于阴阳的变化，调适于四时气候的递迁，远离世俗的纷扰，聚精会神，悠游于天地之间，视听所及，达于八荒之外。这是一类能增益寿命而自强不息的人，可以归属于真人。其次有称作圣人的，安处于天地间的和气，顺合于八风的变化，让自己的嗜欲喜好同于世俗，也就不会产生恼恨的情绪，行为并不脱离世俗，但举动又不受世欲牵制，在外不使形体过度劳累，在内不让思想有所负担，务求精神安逸愉悦，以悠然自得为己功，形体不会衰惫，精神不会耗散，也可以活到一百岁。其次有称作贤人的，他以天地为法则，观察日月的运行，分辨星辰的位置，顺从阴阳的消长，根据四时气候的变化来调养身体，希望追随上古真人，以求符合于养生之道，这样也能够使寿命延长到一定的限度。"

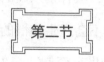

宝命全形论

【导读】

本文选自《黄帝内经·素问》。本篇主要谈论了人体气血虚实与自然界阴阳五行变化的密切联系，指出人要保护自己的形体和生命，就必须遵循自然界阴阳五行运行规律来养生和预防疾病。

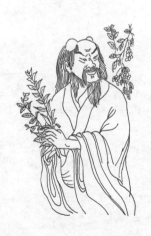

【原文】

黄帝问曰：天覆地载，万物悉备，莫贵于人，人以天地之气生，四时之法成，君王众庶，尽欲全形，形之疾病，莫知其情，留淫日深，著于骨髓，心私虑之。余欲针除其疾病，为之奈何？

【译文】

黄帝问道：天地之间，万物俱备，没有一样东西比人更宝贵了。人依靠天地之大气和水谷之精气生存，并随着四时生长收藏的规律而生活着，上至君主，下至平民，都想要保全形体的健康，但是有了病时，却因病轻而难于察知，让病邪稽留，逐渐发展，日益深沉，乃至深入骨髓，我为之甚感忧虑。我要想解除他们的痛苦，应该怎样办才好？

【原文】

岐伯对曰：夫盐之味咸者，其气令器津泄；弦绝者，其音嘶败；木敷者，其叶发；病深者，其声哕。人有此三者，是谓坏府，毒药无治，短针无取，此皆绝皮伤肉，血气争黑。

【译文】

岐伯回答说：比如盐味是咸的，当贮藏在器具中的时候，看到渗出水来，这就是盐气外泄；比如琴弦将要断的时候，就会发出嘶败的声音；内部已溃的树木，其枝叶好像很繁茂，实际上外盛中空，极容易萎谢；人在疾病深重的时候，就会出现呃逆。人要是有了这样的现象，说明内脏已有严重破坏，药物和针灸都失去治疗作用，皮肤肌肉受伤败坏，血气枯槁，就很难挽回了。

【原文】

帝曰：余念其痛，心为之乱惑，反甚其病，不可更代，百姓闻之，以为残贼，为之奈何？

岐伯曰：夫人生于地，悬命于天，天地合气，命之曰人。人能应四时者，天地为之父母；知万物者，谓之天子。天有阴阳，人有十二节；天有寒暑，人有虚实。能经天地阴阳之化者，不失四时；知十二节之理者，圣智不能欺也；能存八动之变，五胜更立；能达虚实之数者，独出独入，呿吟至微，秋毫在目。

【译文】

黄帝道：我很同情病人的痛苦，但思想上有些慌乱疑惑，因治疗不当反使病势加重，又没有更好的方法来替代，人们听闻会认为我残忍粗暴，究竟怎么办才好呢？

岐伯说：一个人的生活，和自然界是密切相关的。人能适应四时变迁，则自然界的一切，都成为他生命的泉源；能够知道万物生长收藏道理的人，就有条件承受和运用万物。所以天有阴阳，人有十二经脉；天有寒暑，人有虚实盛衰。能够应天地阴阳的变化，不违背四时的规律，了解十二经脉的道理，就能明达事理，不会被疾病现象弄糊涂了；能掌握八风的演变，五行的衰旺，通达病人虚实的变化，就一定能有独到的见解，哪怕只有病人呵欠呻吟这些极微小的动态，也能够明察秋毫，洞明底细。

【原文】

帝曰：人生有形，不离阴阳，天地合气，别为九野，分为四时，月有小大，日有短长，万物并至，不可胜量，虚实呿吟，敢问其方？

岐伯曰：木得金而伐，火得水而灭，土得木而达，金得火而缺，水得土而绝，万物尽然，不可胜竭。故针有悬布天下者五，黔首共余食，莫知之也。一曰治神，二曰知养身，三曰知毒药为真，四曰制砭石小大，五曰知府藏血气之诊。五法俱立，各有所先。今末世之刺也，虚者实之，满者泄之，此皆众工所共知也。若夫法天则地，随应而动，和之者若响，随之者若影，道无鬼神，独来独往。

【译文】

黄帝道：人生而有形体，离不开阴阳的变化，天地二气相合，从经纬上来讲，可以分为九野，从气候上来讲，可以分为四时，月形有小大，日影有短长，这都是阴阳消长变化的体现。天地间万物的生长变化更是不可胜数，根据患者微细呵欠及呻吟，就能判断出疾病的虚实变化。请问运用什么方法，能够提纲挈领，来加以认识和处理呢？

岐伯说：可根据五行变化的道理来分析。木遇到金，就会被折伐；火遇到水，就会被熄灭；土被木植，就会被疏松；金遇到火，就会被熔化；水遇到土，就会被遏止。这种变化，万物都是一样，不胜枚举。所以用针刺来治疗疾病，能够嘉惠天下人民的，有五大关键，但人们都弃置不顾，不懂得这些道理。所谓五大关键：一是要精神专一，二是要了解养身之道，三是要熟悉药物真正的性能，四是要注意制取砭石的大小，五是要懂得脏腑血气的诊断方法。能够懂得这五项要道，就可以掌握缓急先后。近世运用针刺，一般用补法治虚，泻法制满，这是大家都知道的。若能按照天地阴阳的道理，随机应变，那么疗效就能更好，如回声的响应，如影子随形，医学的道理并没有什么神秘，只要懂得这些道理，就能运用自如了。

【原文】

帝曰：愿闻其道。

岐伯曰：凡刺之真，必先治神，五藏已定，九候已备，后乃存针，众脉不见，众凶弗闻，外内相得，无以形先，可玩往来，乃施于人。人有虚实，五虚勿近，五实勿远，至其当发，间不容瞚。手动若务，针耀而匀，静意视义，观适之变。是谓冥冥，莫知其形，见其乌乌，见其稷稷，从见其飞，不知其谁，伏如横弩，起如发机。

帝曰：何如而虚？何如而实？岐伯曰：刺虚者须其实，刺实者须其虚。经气已至，慎守勿失，深浅在志，远近若一，如临深渊，手如握虎，神无营于众物。

【译文】

黄帝道：希望听你讲讲用针刺的道理。

岐伯说：凡用针的关键，必先集中思想，了解五脏的虚实，三部九候脉象的变化，然后下针。还要注意有没有真脏脉出现，五脏有无败绝现象，外形与内脏是否协调，不能单独以外形为依据，更要熟悉经脉血气往来的情况，才可施针于病人。病人有虚实之分，见到五虚，不可草率下针治疗，见到五实，不可轻易放弃针刺治疗，应要掌握针刺的时机，不然在瞬息之间就会错过机会。

真刺时手的动作要专一协调，针要洁净而均匀，平心静意，看适当的时间。血气的变化幽隐难寻，不能准确知道它的形体，气至之时，好像鸟一样集合，气盛之时，好像稷一样繁茂。气之往来，正如见鸟之飞翔，而无从捉摸他形迹的起落。所以用针之法，当气未至的时候，应该留针候气，正如横弩之待发，气应的时候，则当迅速起针，正如弩箭之疾出。

黄帝道：怎样治疗虚证？怎样治疗实证？岐伯说：刺虚证，须用补法，刺实证，须用泻法。当针下感到经气至，则应慎重掌握，不失时机地运用补泻方法。针刺无论深浅，全在灵活掌握，取穴无论远近，候针取气的道理是一致的，针刺时都必须精神专一，好像面临万丈深渊，小心谨慎，又好像手中捉着印符那样坚定有力、全神贯注，不为其他事物所分心。

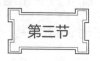

第三节

养 生 论

【导读】

　　本文选自《嵇中散集》。《养生论》为三国时期嵇康所作，是我国古代养生论著中较早的名篇。本文论述了养生的必要性与重要性，主张形神共养，尤重养神；提出养生应见微知著，防微杜渐，以防患于未然；要求养生须持之

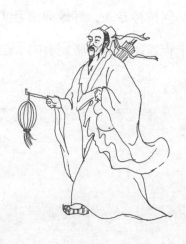

以恒，通达明理，并提出了一些具体养生途径。

【原文】

世或有谓神仙可以学得，不死可以力致者；或云上寿百二十，古今所同，过此以往，莫非妖妄者。此皆两失其情，请试粗论之。

【译文】

世上有人认为神仙可以学成，不死可以通过努力获得；又有人说，人的最高寿命是一百二十岁，这是自古以来共有的认识，超过这个岁数往上的说法，没有不是蛊惑人心而又荒谬的。这两种说法都搞错了寿命的实情，请允许我试着粗略地论述这个问题。

【原文】

夫神仙虽不目见，然记籍所载，前史所传，较而论之，其有必矣。似特受异气，禀之自然，非积学所能致也。至于导养得理，以尽性命，上获千余岁，下可数百年，可有之耳。而世皆不精，故莫能得之。

何以言之？夫服药求汗，或有弗获；而愧情一集，涣然流离。终朝未餐，则嚣然思食；而曾子衔哀，七日不饥。夜分而坐，则低迷思寝；内怀殷忧，则达旦不瞑。劲刷理鬓，醇醴发颜，仅乃得之；壮士之怒，赫然殊观，植发冲冠。由此言之，精神之于形骸，犹国之有君也。神躁于中，而形丧于外，犹君昏于上，国乱于下也。

【译文】

神仙虽然不能凭普通人的眼睛看到，但记事之书记载的史实、历代史籍传写的人物中，都明明记述诸神仙及其事迹，看来神仙是一定有的了。神仙似乎是独独禀受了特异的东西，是从自然中禀受的，不是长期学习能够获得的。不过，若能导气养性得当，用来使人享尽天年，上等的获得一千多岁的寿命，下等的获得大约数百岁的寿命，是能够实现的。然而世人都不精通导气养性的方法，所以无人能够获得这样的寿命。

凭什么说明这一道理呢？人们服用药物来希求发汗，

有时并不能够取得效果；可是惭愧的心情一旦汇集，就会大汗淋漓。普通人整个早晨没有用餐，就饥肠辘辘，很想吃饭，可是曾子由于亲人去世而心情悲伤，七天不吃东西也不饥饿。普通人到了夜半还坐着不睡，就昏昏沉沉，很想就寝，可要是心存深忧，那么到了天亮也不能合眼。梳子可以梳起头发，浓酒可以使脸红热，不过是靠外力达到了这样的程度罢了；壮士如果发怒，愤怒的样子看起来和平常人大不相同，是竖起头发，冲起帽子。由此说来，人的精神对于身体，犹如国家的君主。精神在内躁乱不安，外在的身体就会受到损害，犹如君主在上昏庸无道，国人就会在下边作乱一样。

【原文】

夫为稼于汤之世，偏有一溉之功者，虽终归燋烂，必一溉者后枯。然则，一溉之益固不可诬也。而世常谓一怒不足以侵性，一哀不足以伤身，轻而肆之，是犹不识一溉之益，而望嘉谷于旱苗者也。是以君子知形恃神以立，神须形以存，悟生理之易失，知一过之害生。故修性以保神，安心以全身，爱憎不栖于情，忧喜不留于意，泊然无感，而体气和平；又呼吸吐纳，服食养身，使形神相亲，表里俱济也。

【译文】

在商汤时的大旱年间种庄稼，仅仅灌溉过一次的禾苗，虽然终归也要枯萎，但必定是最后枯萎。即使这样，一次灌溉的益处也不能轻视啊！可是，世人常说一次生气不能够伤害生机，一次悲哀不能够伤害身体，于是轻率放纵自己，这就犹如不明白一次灌溉的益处，却期望受旱的禾苗长成好的庄稼一样。因此，精通养生的人知道身体是依赖精神来支撑的，精神是凭借身体来依存的，明白生机容易丧失，懂得一次过错也会伤害生命，所以修养性情来保养精神，使心志安定来保全身体，在感情上不留爱憎，在心中不留忧喜，清净淡泊，不受哀乐的影响，这样就会身心和洽，气机平顺；还要进行呼吸吐纳的修炼，通过服食药膳来调养身体，使身体和精神相互融合，这样就会表里一致、相辅相成。

【原文】

夫田种者，一亩十斛，谓之良田，此天下之通称也。不知区种可百余斛。田、种一也，至于树养不同，则功收相悬。谓商无十倍之价，农无百斛之望，此守常而不变者也。

且豆令人重，榆令人瞑，合欢蠲忿，萱草忘忧，愚智所共知也。薰辛害目，豚鱼不养，常世所识也。虱处头而黑，麝食柏而香；颈处险而瘿，齿居晋而黄。推此而言，凡所食之气，蒸性染身，莫不相应。岂惟蒸之使重而无使轻，害之使暗而无使明，薰之使黄而无使坚，芬之使香而无使延哉？

故神农曰"上药养命，中药养性"者，诚知性命之理，因辅养以通也。而世人不察，惟五谷是见，声色是耽，目惑玄黄，耳务淫哇。滋味煎其府藏，醴醪鬻其肠胃，香芳腐其骨髓，喜怒悖其正气，思虑销其精神，哀乐殃其平粹。

【译文】

人们知道采用播种之后不再管理的田种法，一亩地能出产十斛粮食，就叫作良田，这是天下的共同说法；却不知道采用播种之后讲究管理的区种法可以使一亩地出产一百多斛粮食。土地和种子是一样的，然而种植管理的方法不同，那么成效就会相差很大。那些认为商人不可能有十倍的利润、农民不可能一亩地收获百斛粮食的看法，都是墨守成规而不知变化啊！

常吃黑大豆就会让人身体沉重，过量食用榆皮和榆叶就会让人昏昏欲睡，合欢花能让人消除郁忿，萱草能让人忘记忧愁，这是愚蠢人和聪明人都知道的常识。大蒜会伤害眼睛，河豚鱼有毒不能食用，这也是一般世人所懂得的道理。身上的虱子寄生到了头上就会逐渐变黑，雄麝吃了柏叶就能生成麝香；生活在有些山区的人由于水土不好颈部就会生出瘿病，生活在晋地的人则由于水土的原因牙齿会变黄。从这些情况推论来说，凡是吃的东西的特性，在熏陶性情、影响身体方面，无不产生相应的作用。难道只是吃了黑大豆而影响身体使之沉重就没有什么东西能使之轻健，大蒜伤害眼睛使之昏暗就没有什么东西能使之明亮，水土熏染牙齿使之变黄生病就没有什么东西能使之洁白坚固，柏叶的香气袭入雄麝使之生成麝香就没有什么东西能使之生成臭物吗？

因此，神农氏所说的"上品药保养生命、中品药调养性情"的话，实在是深知养性保命的道理，才会靠药物的辅助养护来达到养生的目的啊！可是世人不去仔细思考这一道理，只是看到五谷的作用，双眼被外界事物迷惑，沉溺于声色之中，眼睛被天地间的事物所迷惑，耳朵被淫邪的音乐充塞，让美味佳肴煎熬着他们的脏腑，让美酒烧灼着他们的肠胃，让香气腐蚀他们的骨髓，让喜怒扰乱着他们的正气，让思虑损耗着他们的精神，让哀乐伤害着他们平和纯正的本性。

【原文】

夫以蕞尔之躯，攻之者非一途，易竭之身，而外内受敌，身非木石，其能久乎？其自用甚者，饮食不节，以生百病；好色不倦，以致乏绝；风寒所灾，百毒所伤，中道天于众难。世皆知笑悼，谓之不善持生也。

至于措身失理，亡之于微，积微成损，积损成衰，从衰得白，从白得老，从老得终，闷若无端。中智以下，谓之自然。纵少觉悟，咸叹恨于所遇之初，而不知慎众险于未兆。是由桓侯抱将死之疾，而怒扁鹊之先见，以觉痛之日，为受病之始也。害成于微而救之于著，故有无功之治；驰骋常人之域，故有一切之寿。

仰观俯察，莫不皆然。以多自证，以同自慰，谓天地之理尽此而已矣。纵闻养生之事，则断以所见，谓之不然。其次狐疑，虽少庶几，莫知所由。其次，自力服药，半年一年，劳而未验，志以厌衰，中路复废。或益之以畎浍，而泄之以尾闾。欲坐望显报者，或抑情忍欲，割弃荣愿，而嗜好常在耳目之前，所希在数十年之后，又恐两失，内怀犹豫，心战于内，物诱于外，交赊相倾，如此复败者。

【译文】

就小小的身体来说，摧残它的东西不是来自一个方面，精气容易耗尽的身体，却要内外受到攻击，身体不是木石，难道能长久吗？那些自行其是表现过分的人，饮食不加节制，因而产生百病；耽溺于美色不知疲倦，因而导致精血亏竭；他们是风寒侵袭的对象，是百毒伤害的目标，在生命的中途就会因种种灾难而早死。世人都知道嘲笑或哀伤，说他们不善于养生。

至于安排生命活动不够妥当，在疾病还未显示征兆时就疏忽了它的危害，以致没有显示的病症累积起来造成虚损，虚损累积起来造成衰弱，从衰弱发展到头发变白，从头发变白发展到精力疲极，从精力疲极发展到寿命终结，竟糊里糊涂地不知道其中的原因。中等才智以下的人们，还以为那是自然的规律。纵使稍有醒悟，也只是在患病开始之后叹息并表示遗憾，却不懂得在疾病还没有显示征兆时就小心防范各种危害。这就犹如齐桓公染上了将死的疾病，却为扁鹊的先见之明而生气一样，把感到了病痛的时候当作患病的开始。病害是在没有显示征兆的时候就已经形成了，却要在病情显著之后救治它，所以会有白费力气的治疗；在常人的世界，所以只能有普通人所认识的短暂寿命。

总览古今人间，无不是这样。用多数人的情况来证实自己的看法，用跟常人同样的寿命来安慰自己，认为天地之间的事理，完全都在这里了。纵使听到了养生的方法，就用自己的见识评判它，认为它不怎么样；再者则是疑虑重重，即使稍有仰慕养生的奥妙道理之心，却不知道遵从的途径。又再者，自己努力服用丹药，半年一年之后，劳苦一番却不见有效，心劲因此倦怠而衰退下来，中途又放弃了。有的人补益自己就像用田间小沟的细流去浇地一样，又小又慢，可是耗散起来却像用海水流归之处的巨洞让大水奔泻而去一样，又多又快。还想坐待明显好报的，或者压抑性情，强忍欲望，违心舍弃宏大的志愿，可是世俗的嗜好却常常萦绕在耳目之前，而期待的养生功效要在数十年之后才能显现出来，又担心两者都会失去，心中犹豫不决，思想在内不断纠结，物欲在外不断诱惑，近前的物欲享受与远期的养生功效相互排斥，这样也要失败的。

【原文】

　　夫至物微妙，可以理知，难以目识，譬犹豫章，生七年然后可觉耳。今以躁竞之心，涉希静之途，意速而事迟，望近而应远，故莫能相终。

夫悠悠者既以未效不求，而求者以不专丧业，偏恃者以不兼无功，追术者以小道自溺。凡若此类，故欲之者万无一能成也。

善养生者则不然矣。清虚静泰，少私寡欲。知名位之伤德，故忽而不营，非欲而强禁也。识厚味之害性，故弃而弗顾，非贪而后抑也。外物以累心不存，神气以醇白独著，旷然无忧患，寂然无思虑。又守之以一，养之以和，和理日济，同乎大顺。然后蒸以灵芝，润以醴泉，晞以朝阳，绥以五弦，无为自得，体妙心玄，忘欢而后乐足，遗生而后身存。若此以往，恕可与羡门比寿，王乔争年，何为其无有哉？

【译文】

养生的道理隐微奥妙，可以从事理上推知，难以用眼睛识别，譬如枕木与樟木，生长七年之后才能区分开来。现在的人多以急于求成的心理来跨入清心寡欲的修养之路，意图速成但收效缓慢，希望迫切但效应久远，所以没有谁能坚持到底。

心志远离养生之道的众多世人，既然认为养生没有效果，于是就不去追求；然而追求养生的人由于不专心也会丧失成效，片面依靠一种方法的人由于不全面也最终会没有建树，只是追求养生技术的人由于思路狭窄则会自毁大业。因为都是像这种种的情况，所以想要享尽天年的人一万个里边也没有一个能成功的。

善于养生的人就不是这样。他们思想上淡泊虚无，行为上安静泰然，不断地减少直至去除私心和贪欲；懂得名利地位会伤害精神，所以轻视而不去追求，并不是心中希望得到而要在行动上硬行克制；明白美味佳肴会伤害生机，所以抛弃而不眷恋，并不是心中贪恋不已然后要在行动上强行压抑。他们知道名利地位等外在东西会使心性受害，所以不将其留在心中，他们淳朴淡泊，所以精神就特别饱满；胸襟坦荡而没有忧患，心性宁静而没有思虑；再加上安守清静纯一的心境，常常用和谐之气调养自己，两者相辅相成，就对养生大有益处。然后再用灵芝熏蒸身

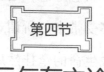

元气存亡论

【导读】

本文选自《医学源流论》。作者为清代著名医学家徐大椿。大椿自幼习儒，旁及百家，聪明过人，年近三十，因家人多病而致力医学，攻研历代名医之书，速成深邃。悬壶济世，洞明药性，虽至重之疾，每能手到病除。本文

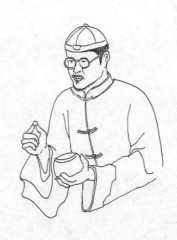

论述元气对人寿命的决定作用，指出生长壮老死乃人生的必然规律，长生不死是没有的。认为寿命之长短，由元气之多少决定；疾病之生死，由元气之存亡决定。因此，宜谨护元气，寒热攻补，不可轻试。

【原文】

养生者之言曰："天下之人，皆可以无死。"斯言妄也，何则？人生自免乳哺以后，始而孩，既而长，既而壮，日胜一日，何以四十以后，饮食奉养如昔，而日且就衰？或者曰："嗜欲戕之也。"则绝嗜欲，可以无死乎？或者曰："劳动贼之也。"则戒劳动，可以无死乎？或者曰："思虑扰之也。"则屏思虑，可以无死乎？果能绝嗜欲，戒劳动，减思虑，免于疾病夭札则有之。其老而耄，耄而死，犹然也。况乎四十以前，未尝无嗜欲、劳苦、思虑，然而日生日长，四十以后，虽无嗜欲、劳苦、思虑，然而日减日消，此其故何欤？

【译文】

养生家说："天下的人都可以不死"。这话是荒诞骗人的。为什么呢？人的一生，自从停止吃奶以后，开始是小孩子，接着长大成人，接着就到壮年，一天大过一天。为什么到四十岁以后，饮食调养如同从前一样，却一天天地趋向衰亡呢？有人说："这是嗜好欲望伤害人。"那么，断绝了嗜好欲望就能不死吗？有人说："劳作伤害人。"那么，戒除劳作就能不死吗？有人说："忧愁思虑扰乱人。"那么，除去思虑就能不死吗？果真能够断绝嗜欲、戒除劳作、减少思虑，不被疾病夺去生命，免于早死的情况是有的。而从老年到耄年，从耄年到死的情况还是照样存在呀。何况四十岁以前，也并非没有嗜欲、劳苦、思虑，然而一天比一天生长壮大；四十岁以后即使没有嗜欲、劳苦、思虑，却一天比一天衰退消减。这其中的缘故是什么呢？

【原文】

　　盖人之生也，顾夏虫而却笑，以为是物之生死，何其促也，而不知我实犹是耳。当其受生之时，已有定分焉。所谓定分者，元气也。视之不见，求之不得，附于气血之内，宰乎气血之先。其成形之时，已有定数。譬如置薪于火，始然尚微，渐久则烈，薪力既尽，而火熄矣。其有久暂之殊者，则薪之坚脆异质也。故终身无病者，待元气之自尽而死，此所谓终其天年者也。

【译文】

一般来说，人活着的时候，看到夏天生的昆虫的命短，然后就讥笑它，认为这种东西的生存期是多么短促，却不知道我们人类的生命也实在和它一样。在人开始禀受生命的时候已经有了固定的寿数了。所说的固定的寿数，是指有一定寿数的元气。看它看不到，找它找不着，它依附在人体的气血之内，在气血生成之前就主宰着人的生命活动。它成形的时候，已经有了一定的数量。打个比方来说，如同把柴火放在火上，刚燃烧时，火苗还很微弱，燃烧的时间渐渐久了，火焰就会渐渐炽烈，等到柴火的能量耗尽以后，火也就熄灭了。其中燃烧的时间有长久和短暂的区别，是由于柴火有坚硬、松脆的不同。所以终身没有病的人，等到元气自然耗尽以后就死了。这就是所说的享

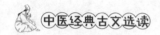

尽他自然的年寿。

【原文】

　　至于疾病之人，若元气不伤，虽病甚不死，元气或伤，虽病轻亦死，而其中又有辨焉。有先伤元气而病者，此不可治者也；有因病而伤元气者，此不可不预防者也。亦有因误治而伤及元气者，亦有元气虽伤未甚，尚可保全之者，其等不一。故诊病决死生者，不视病之轻重，而视元气之存亡，则百不失一矣。至所谓元气者，何所寄耶？五脏有五脏之真精，此元气之分体者也。而其根本所在，即《道经》所谓丹田，《难经》所谓命门，《内经》所谓七节之旁，中有小心，阴阳阖辟存乎此，呼吸出入系乎此。无火而能令百体皆温，无水而能令五脏皆润。此中一线未绝，则生气一线未亡，皆赖此也。

【译文】

　　至于患病的人，如果元气不受损伤，即使病重也不会死。元气如果受损伤，即使病轻也会死，而其中又有分别了。有先损伤元气而后患病的，这是不能救治的；有因为患病而损伤元气的，这是不能不预先防止的。也有因误治而损伤到元气的，也有元气虽然受到损伤但还不严重，还能够保全生命的，其中的程度是不一样的。所以诊治疾病决断病人死生的医生，不看疾病是轻是重，而是要看元气是存还是亡，那么百人之中也不会有一个失误了。至于所说的元气，寄寓在什么地方呢？五脏有五脏的真精元气，这是人身元气的分支。而它的本源所在的地方，就是道家经典中所说的丹田，《难经》所说的命门，《内经》所说的第七椎的旁边，内中有个小心。阴阳之气的关闭和开启依存在这里，呼吸之气的出和入依附在这里。此处没有火却能让人体全身温暖，没有水却能让五脏六腑都滋润。这中间的元气只要有一线不断，那么人的生气也有一线而不会死亡，都是依赖这个元气。

【原文】

若夫有疾病而保全之法何如？盖元气虽自有所在，然实与脏腑相连属者也。寒热攻补不得其道，则实其实而虚其虚，必有一脏大受其害。邪入于中，而精不能续，则元气无所附而伤矣。故人之一身，无处不宜谨护，而药不可轻试也。若夫预防之道，惟上工能虑在病前，不使其势已横而莫救，使元气克全，则自能托邪于外。若邪盛为害，则乘元气未动，与之背城而一决，勿使后事生悔，此神而明之之术也。若欲与造化争权，而令天下之人终不死，则无是理矣。

【译文】

　　至于有疾病而要保全生命的方法是怎样呢？因为元气虽然有它自己所在的地方，然而实际上是跟五脏六腑相连接的。如果不能适当地运用寒热攻补之法，那么就会使实证更实，虚证更虚，一定会有一个脏腑受到它严重的危害，邪气侵入到脏腑之中，脏腑的真精不能延续，那么元气没有依附的地方就会受到损伤了。所以人的整个身体，没有一处不应当谨慎护养，因而药物不可以轻易地试用。至于预先防止疾病的方法，只有高明的医生能在病重以前，就考虑到，不让那病势到已经横暴的地步而不能疗救，使元气能够保全，那么自然能够把邪气推托到体外。如果邪气盛而造成病害，那么就要乘元气还没有受到损伤时，跟邪气决一死战，不要到后来因为元气受损而后悔，这是最高明的策略。但如果想要同大自然争力斗权，而让天下人永远不死，那是没有这种道理的。